肾脏病研究进展（2012）

主　编　孙世仁　王汉民　何丽洁　张　鹏

副主编　许国双　黄　晨　刘晓渭　刘宏宝　宁晓暄

编　者　（按姓氏汉语拼音排序）

车明文　东瑞娟　杜　锐　冯世栋　何丽洁

黄　晨　姜亚丽　梁　维　刘宏宝　刘晓渭

娄未娟　马　峰　孟　瑞　宁晓暄　孙世仁

孙文娟　王汉民　吴卫妮　许国双　于　艳

张　盼　张　鹏　赵阿丽　赵丽娟　朱君玲

郑　永

U0317079

第四军医大学出版社·西安

图书在版编目（CIP）数据

肾脏病研究进展. 2012/孙世仁，王汉民，何丽洁等主编.
—西安：第四军医大学出版社，2013.10.
ISBN 978-7-5662-0395-3

Ⅰ. ①肾⋯ Ⅱ. ①孙⋯②王⋯③何⋯ Ⅲ. ①肾疾病－诊疗 Ⅳ.①R692

中国版本图书馆CIP数据核字(2013)第239479号

shenzangbing yanjiu jinzhan

肾脏病研究进展（2012）

出版人：富　明　　责任编辑：汪　英

出版发行：第四军医大学出版社
地址：西安市长乐西路17号　　邮编：710032
电话：029-84776765　　　传真：029-84776764
网址：http://press.fmmu.edu.cn
制版：绝色设计
印刷：陕西兰立印务有限责任公司
版次：2013年10月第1版　2013年10月第1次印刷
开本：889×1092　1/32　印张：9.5　字数：210千字
书号：ISBN 978-7-5662-0395-3/ R・1266
定价：36.00元

前 言 Preface

近年来，肾脏病的临床和基础研究进展迅速，诊断与治疗水平不断提高，与其他学科之间的联系也越来越紧密。如何尽快掌握肾脏病和相关学科研究的最新进展，提高肾脏疾病的临床诊治和研究水平，是广大肾脏病科医师所面临的问题。面对浩瀚的医学文献，需要我们最大限度地去利用好这些资源，并将其应用于临床实践，促进肾脏病学科的发展，这也是转化医学的宗旨。

本书编者以西京医院肾脏内科的青年医生和研究生为主体，他们进行文献查阅、编写工作，科室其他教授也积极参与审校工作。全书共收录2012年国际重要医学杂志发表的有关肾脏领域研究方面的文章145篇，内容涉及IgA肾病、肾病综合征、膜性肾病、慢性肾脏病、糖尿病肾病、狼疮性肾炎、ANCA相关性血管炎肾损害、急性肾损伤、肾脏纤维化、终末期肾脏病、肾移植、维持性血液透析的血管通路、血液透析和腹膜透析的并发症等方面的综述、临床和基础研究论著。在编写过程中，结合编者各自的研究方向特点，明确责任分工。编写人员在繁忙工作之余，积极参与，笔耕不辍，终于付梓。

本书贯彻科学性、先进性、系统性与实用性相结合的原则，力求反映2012年国内外肾脏病领域研究的最新进展，由于篇幅所限，书中只列出部分有代表性的文章，内容上虽有一定的局限性，但真诚期望本书能对广大肾脏科医师有所帮助。

　　由于编者英语水平和时间所限，对英文原文的理解程度不一致，书中难免有错漏和不妥之处，敬请广大读者和肾脏病科学界的同仁批评指正。

编　者

2013年7月

目 录 contents

IgA肾病的发病机制

IgA肾病于1968年由Berger与Hinglais首次报道，以肾小球系膜区IgA_1沉积为病理特征。IgA肾病是最常见的原发性肾小球疾病，20%～30%的IgA肾病最终进展为终末期肾病。近20年来，对IgA肾病发病机制的研究取得很大的进展。

正常人的IgA有IgA_1和IgA_2两个亚型，均可以单体、二聚体、多聚体形式存在。IgA_1分子在重链CH_1与CH_2之间比IgA_2分子多一个可转动的铰链区，糖基与该区中的天冬酰胺基侧链酰胺基的N原子相连形成N-糖基化，而糖基与其中丝氨酸或苏氨酸残基侧链的羟基O原子相连形成O-糖基化。

IgA患者血清中IgA_1铰链区糖基化发生改变，表现为O-寡糖链半乳糖基化缺失，这种改变促发了IgA和IgG自身抗体参与免疫复合物的形成，在IgA肾病的进展中起到重要作用。但是关于血清中寡糖基化IgA_1增加的原因仍不清楚。目前研究表明，血清IgA_1增加最有可能的原因是形成黏膜B细胞受到抗原刺激分泌的多聚体，使寡糖基化IgA_1进入血液循环系统。现仍不清楚的是寡糖基化IgA_1的来源和免疫复合物的形成，妨碍了IgA肾病的治疗（图1）。

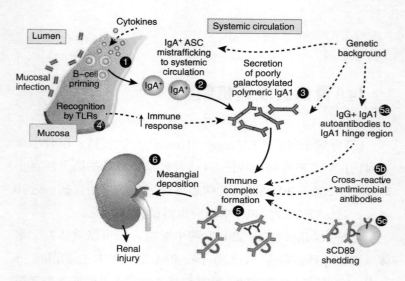

图1　IgA肾病的发病机制

　　目前公认的IgA肾病的支持治疗方案是肾素血管紧张素转换酶抑制剂和严格的血压控制，但单纯给予支持治疗后仍有持续蛋白尿的患者存在肾脏疾病进展的危险。目前关于激素和其他免疫抑制剂治疗IgA肾病尚无一致意见，需要病例数多、随访时间长的RCT研究评价免疫抑制剂的疗效及其不良反应。

（编者：马　峰　审校：黄　晨）

参考文献：Boyd J K, Cheung C K, Molyneux K, et al. An update on the pathogenesis and treatment of IgA nephropathy[J]. Kidney Int, 2012, 81(9): 833–843

IgA肾病合并血栓性微血管病的临床病理研究

血栓性微血管病（thrombotic microangiopathy，TMA）是一类由不同原因导致微血管血栓形成，并引起以血小板减少、微血管病性溶血和脏器功能障碍为特征的临床病理综合征。有TMA病变的肾脏组织病理学损伤主要表现为以下两种形式，在多数情况下两种形式可共存：①主要累及小动脉（较少有动脉受累），表现为血栓形成及纤维素样坏死，这在血栓性血小板减少性紫癜、恶性高血压（MHT）和硬皮病中尤为常见。②累及肾小球，毛细血管内有血栓形成，系膜细胞插入毛细血管襻形成双轨并发生溶解，常见于溶血性尿毒症综合征。这些形态学的改变在抗磷脂抗体综合征或者由药物引起的肾脏损害等其他临床疾病中也可以观察到，常与肾脏的不良预后相关。

IgA肾病是一种常见的原发性肾小球疾病。众所周知，其血管病理改变是以小动脉壁增厚和小动脉的玻璃样变为主要特征的。最近有一项研究提及IgA肾病患者合并有TMA病变，作者认为主要是由于严重高血压或恶性高血压导致的。然而目前还没有一项大样本的临床病理研究来探讨此内容，因此，本文针对IgA肾病患者中TMA的患病率、相关的临床特点以及组织学特点进行了回顾性研究。

本文作者对2002年1月至2008年1月确诊的128例IgA肾病

患者进行了回顾性分析，平均随访时间为（44±27）个月，其中53%患者在动脉和（或）的小动脉内有TMA形成。在伴有TMA的IgA肾病患者中，4%患者血压处于正常水平，25%的患者血压已得到有效控制，71%的患者血压未能得到有效控制。在血压未控制的患者中，26%为恶性高血压。组织学表现：伴有TMA的IgA肾病患者肾小球硬化比例更多，肾小管间质纤维化更严重。然而，少数患者的肾脏病理组织接近正常，仅有轻度的肾小管萎缩（20%）和（或）间质纤维化（24%）。伴有TMA的IgA肾病患者很少表现为大量蛋白尿。在随访期间，有实验室证据的所有伴有TMA的IgA肾病患者均出现了血肌酐翻倍或者终末期肾脏病（ESRD）；42%有病理学证据但无实验室证据的伴有TMA的IgA肾病患者也发生上述转归；未发生TMA的IgA肾病患者则仅有11%出现血肌酐翻倍或者ESRD。

总之，在IgA肾病中TMA病变较为常见，它也可以发生在血压正常、肾脏组织接近于正常形态的患者中。虽然TMA病变的病理生理学机制仍然未明确，但目前本研究排除了严重高血压或晚期肾脏疾病是导致其发病的唯一原因。

（编者：朱君玲　审校：张　鹏）

参考文献：El K K, Hill G S, Karras A, et al. A clinicopathologic study of thrombotic microangiopathy in IgA nephropathy[J]. J Am Soc Nephrol, 2012, 23(1): 137-148

糖皮质激素治疗IgA肾病

　　IgA肾病是全球范围内最常见的原发性肾小球肾疾病，也是导致肾衰竭的常见病因，尤以青年人多见，每年有1%～2%的IgA肾病患者进展至ESRD。大量研究证实：在患病后10年有13%～22%的患者进展为ESRD；患病后20年有20%～30%的患者进展为ESRD。肾功能损害、持续高血压、持续性蛋白尿（＞1g/d）以及肾病综合征均可预测IgA肾病患者的预后不良。

　　目前，对于IgA肾病尚无特异性的治疗方法，而降压与应用肾素–血管紧张素系统抑制剂是最常用的治疗方法，显然，我们还需要探索新的治疗方法。类固醇是广泛分布于生物界的一大类环戊烷多氢菲衍生物的总称，而糖皮质激素对IgA肾病治疗的有效性和安全性目前还不清楚。北京大学肾脏病研究所Jicheng Lv等系统检索了1966年到2011年3月之间MEDLINE、EMBASE以及Cochrane Library等数据库中关于IgA肾病的糖皮质激素疗法的随机对照试验。该课题组分析了9项相关试验，包括536例尿蛋白>1g/d且肾功能正常的患者，其中共有46例（8.6%）患者进展为肾衰竭（定义为血肌酐翻倍，或GFR减半，或进展至ESRD）。结果发现：应用糖皮质激素可降低肾衰竭的风险〔RR 0.32（95% CI是0.15～0.67），$P=0.002$〕，减轻蛋白尿〔加权平均差异为–0.46g/d（95% CI是–0.63～–0.29g/d）〕。亚组分析表明糖皮质激素的使用剂量对其肾脏保护作用有影响：相对大剂量和短期治疗（强的松＞30mg/d或者大剂量静脉冲击甲泼尼龙，持续时间≤1年）可起到显著的肾脏保护作用，而使用低剂量和长期的糖皮质激素则不能发挥这种效果。糖皮质激素发生不良反应风险高达55%。该研究表明糖皮质激素治疗对IgA肾病患者具有肾脏保护作用，但同时也增加了不良事件的风险。评价糖皮质激素在IgA肾病治疗中的有效性和安全性还需要进行更多大样本高质量的临床试验。

（编者：吴卫妮　审校：孙世仁）

参考文献：Lv J, Xu D, Perkovic V, et al. Corticosteroid therapy in IgA nephropathy[J]. J Am Soc Nephrol, 2012, 23(6): 1108–1116

IgA$_1$免疫复合物介导的MAPK/ERK激酶通路激活与IgA肾病的肾小球损伤有关

IgA 肾病（IgAN），又称Berger病，是世界范围内最常见的肾小球肾炎（GN），具有高发病率、高死亡率的特点，患病后20年内有20%～40%的患者进展为ESRD。其病理表现为肾小球系膜区有大量的IgA$_1$免疫复合物沉积。

系膜细胞参与肾小球血流动力学的调控，以保证肾小球的功能。这种具有收缩性的细胞具有多种生物学功能，如细胞外基质蛋白的分泌、生长因子与细胞因子的分泌以及大分子物质与免疫复合物的吸收。该研究发现系膜细胞的功能改变是进行性肾小球损害的始动因素，进而导致细胞外基质成分改变以及肾小球硬化，然而系膜细胞改变在IgA肾病发生发展过程中的分子机制尚不清楚。

该课题组前期研究发现，转铁蛋白受体1（TfR1/CD71）是一种IgA$_1$的受体，IgA$_1$的糖基化与大小（在IgA肾病患者中均发生改变）对于IgA$_1$与TfR1/CD71的结合十分重要。用高分子量IgA$_1$处理人系膜细胞后可以上调TfR1/CD71的表达，启动正反馈回路，导致IgA$_1$在系膜区的沉积。该研究通过免疫组化的方法探索了IgAN发展过程中肾小球系膜中IgA沉积的分子机制，结果发现IgA$_1$引起的肾脏损伤与系膜MAPK/ERK 信号通路的活化密切相关，而且该信号通路的活化与患者的大量蛋白尿（＞1g/d）、血压升高有关，但在尿蛋白＜1g/d的患者肾组织样本中无表达。体外研究发现，CD71可激活ERK信号通路，调节促炎细胞因子的释放。而且IgA_1依赖的ERK活化需要肾素-血管紧张素系统（RAS）的参与，有效阻断RAS后可以减轻ERK持续活化患者的蛋白尿，因此，ERK活化可以改变系膜细胞-足细胞的交互对话(细胞各个信号通路之间的交互网络)，导致IgA肾病患者的肾功能恶化，提示：阻断系膜细胞活化可以阻止IgA肾病向ESRD的进展。上述结果表明：肾小球系膜细胞中MAPK/ERK 通路是IgAN 中肾小球损伤的主要决定因素，该信号通路的活化可以作为肾脏损伤的生物学指标。应用ARB和ACEI治疗IgA肾病可以通过抑制MAPK/ERK的活化延缓患者向ESRD进展。

（编者：吴卫妮　　审校：孙世仁）

参考文献：Tamouza H, Chemouny J M, Raskova K L, et al. The IgA1 immune complex-mediated activation of the MAPK/ERK kinase pathway in mesangial cells is associated with glomerular damage in IgA nephropathy[J]. Kidney Int, 2012, 82(12): 1284–1296

尿检轻度异常、肾功能正常的IgA肾病长期预后良好

多项研究证实一些临床和生化指标可以用于预测IgA肾病患者的长期预后。其中肾功能情况、高血压和蛋白尿对这种疾病的长期预后起着决定性的作用。另外，近期临床和病理协作也增加了病理组织损伤用于判断预后的价值。但目前尚无关于肾功能正常、镜下血尿、伴少量或无蛋白尿的IgA肾病的长期预后的详细研究。本文作者对141名肾活检证实为IgA肾病，且尿检轻微异常、无需应用糖皮质激素或免疫抑制剂的高加索患者进行研究，平均随访108个月。作者应用牛津分型标准回顾了肾活检标本，其中46名患者（32%）为系膜增生，而毛细血管内增生、局灶肾小球硬化和小管间质性病变少见。血肌酐升高 > 50%的为5名（3.5%）；升高为100%的为1名（0.7%）；没有患者进展至ESRD。在10年、15年和20年后，血肌酐水平维持、增加小于50%的患者分别为96.7%、91.9%和91.9%。应用Cox相对危险回归法分析，节段肾小球硬化与血肌酐升高水平大于50%显著相关。53名（37.5%）患者平均在48个月后得到临床缓解。24小时尿蛋白量大于0.5g和1.0g的患者分别为21名(14.9%) 和6名(4.2%)。随访结束时，平均尿蛋白量为0.1g/24小时，41名患者（29.1%）无蛋白尿；23名（16.3%）患者有高血压。随访结束时30名（21.3%）患者合并高血压，59 名

（41.8%）患者接受了肾素血管紧张素转换酶抑制剂治疗（表1）。

表1　单变量和多元分析显示的肾存活的独立预后因素
（血肌酐水平较基线值大于50%）

Factor	UnivariableAnalysis		MultivariableAnalysis	
	HazardRatio (95%CI)	P Value	HazardRatio (95%CI)	P Value
TAproteinuria 0.5g/24h	7.89(1.32 ~ 47.30)	0.03	5.30(0.84 ~ 33.36)	0.07
S1(Oxfordclassification)	9.78(1.63 ~ 58.81)	0.02	6.86(1.08 ~ 43.55)	0.04

95%CI，95% confidence interval

本研究表明：肾功能正常、持续镜下血尿、少或无蛋白尿的高加索IgA肾病患者的长期预后良好，肾功能下降较少见，超过1/3的患者持续临床缓解。少数患者蛋白尿量可增加至>1g/24h，合并有高血压。而肾组织病理表现为局灶节段性肾小球硬化是唯一的提示预后不佳的因素。

（编者：于　艳　审校：张　鹏）

参考文献：Gutierrez E, Zamora I, Ballarin J A, et al. Long-term outcomes of IgA nephropathy presenting with minimal or no proteinuria[J]. J Am Soc Nephrol, 2012, 23(10): 1753-1760

利妥昔单抗治疗特发性膜性肾病

特发性膜性肾病（IMN）是抗体介导的自身免疫性肾小球疾病，是大多数成人肾病综合征最常见的病理类型。Schieppati等人对没有接受任何治疗的100例患者连续观察了18年。发现在5年内，20%的患者达到完全缓解；40%患者仍有一定程度的蛋白尿，同时肾功能稳定或缓慢下降；其余的大多数患者，最终进展为终末期肾脏病（ESRD）。Polanco等人最近发现，虽然采用ACEI治疗特发性膜性肾病，但仍有大约10%的患者持续表现为肾病综合征，在进展到终末期肾病之前，就已经死于心血管事件。到目前为止，治疗特发性膜性肾病主要依赖于糖皮质激素、烷化剂、钙调磷酸酶抑制剂等非特异性免疫制剂治疗，长期随机临床观察表明激素联合烷化剂比单独使用糖皮质激素能减少进展到终末期肾病患者的比例。在过去的30年，尽管采用激素和烷化剂治疗IMN取得了令人满意的疗效，但是这些药物的副作用：淋巴增殖性疾病，癌症或严重的致癌风险，感染、骨髓毒性、医源性糖尿病一直困扰着人们。

1997年出现的利妥昔单抗，被认为可用于治疗特发性膜性肾病。利妥昔单抗是作用于B淋巴细胞CD20抗原的抗体，主要用于治疗非霍奇金淋巴瘤，使B细胞逐渐消耗，对特发性膜性肾病也是有益的。

本文作者报道了截至2011年9月其给予利妥昔单抗治疗的

100例患者的结果。患者的入选标准：经肾活检确诊为膜性肾病，血清肌酐清除率＞20ml/（min·1.73m²），尿蛋白定量＞3.5g/24h，给予利妥昔单抗（375mg/m²）治疗。所有患者至少在结束治疗后随访6个月。

主要的观察终点为：完全缓解和部分缓解。完全缓解定义为：尿蛋白定量＜0.3g/24h；部分缓解为：尿蛋白定量＜3g/24h，或者尿蛋白定量减少为基线值的50%。

给予利妥昔单抗治疗后，平均随访29个月，其中68例达到完全缓解或部分缓解。缓解的中位时间为7.1个月。24例患者在随后至少4年的随访期内达到完全缓解或部分缓解。4例死亡，4例进展到终末期肾脏病。达到完全缓解的患者其GFR平均增加了13.2ml/（min·1.73m²）；在完全或部分缓解的患者中，血清白蛋白显著增加，尿蛋白排泄明显减少，其减少程度与GFR下降较慢呈显著相关（P=0.0001）；无治疗相关的严重不良事件发生。

利妥昔单抗的耐受性良好，患者使用利妥昔单抗期间未观察到严重不良事件，17例患者只是暂时中断输液，10例患者发生支气管哮喘，1例患者出现皮疹（给予125mg或250mg氢化可的松注射后症状完全缓解）。总之，对于存在疾病进展风险的特发性膜性肾病患者而言，利妥昔单抗能使疾病达到缓解并在一定时期内维持病情稳定，肾功能得到改善。

（编者：朱君玲　审校：张　鹏）

参考文献：Ruggenenti P, Cravedi P, Chianca A, et al. Rituximab in idiopathic membranous nephropathy[J]. J Am Soc Nephrol, 2012, 23(8): 1416–1425

利妥昔单抗在儿童难治性特发性肾病综合征中的作用

儿童特发性肾病综合征（INS）主要临床表现为严重蛋白尿、低白蛋白血症、血脂异常和血液高凝状态。INS对激素或者激素联合钙调磷酸酶抑制剂的反应与患者的预后密切相关。而利妥昔单抗（抗CD20单克隆抗体）被认为可能是治疗INS的新药物。意大利的Ghiggeri教授及其同事在既往研究中也发现，对激素联合钙调磷酸酶抑制剂治疗有效的儿童肾病综合征，利妥昔单抗治疗同样可以达到短期改善蛋白尿的效果。但对于激素和钙调磷酸酶抑制剂联合的标准治疗方案抵抗的INS，目前仍然是小儿肾脏病治疗的一大困境，有人认为利妥昔单抗可能有效。为了证实这一观点，Ghiggeri教授又进行了一项31名对于钙调神经磷酸酶抑制剂和强的松联合治疗无效的INS儿童的开放配对、随机对照试验研究。所有儿童患者入组前仍继续使用强的松和钙调磷酸酶抑制剂治疗。其中一组接受利妥昔单抗作为辅助治疗，剂量为375mg/m^2。这组儿童患者的平均年龄为8岁（范围2~16岁）。结果显示：治疗3个月后，利妥昔单抗并没有减少患者的蛋白尿。通过调整蛋白尿基线和既往治疗并没有改变此分析结果。因此，依据此研究得出结论：给儿童难治性肾病综合征患者使用强的松和钙调磷酸酶抑制剂治疗无效时，加用利妥昔单抗作为辅助治疗并不能改善患者的疗效。

（编者：何丽洁　审校：孙世仁）

参考文献：Magnasco A, Ravani P, Edefonti A, et al. Rituximab in children with resistant idiopathic nephrotic syndrome[J]. J Am Soc Nephrol, 2012, 23(6): 1117−1124

特发性膜性肾病的治疗

近30年的研究对特发性膜性肾病（IMN）的自然病程及发病机制取得了进展。本文结合近期临床研究阐述IMN的治疗（图2）。

GLOSEN研究选取1975—2007年328名IMN患者，2/3的患者服用ACEI/ARB药物，随访6年，32%患者自发缓解。西班牙的研究表明未给予免疫抑制剂，在一些重度蛋白尿（>8g/d）患者中缓解率约25%。推荐ACEI/ARB类药物作为IMN的标准保守治疗药物。

烷化剂包括苯丁酸氮芥和环磷酰胺。1995年意大利学者Ponticelli提出肾病综合征的经典治疗方案是激素+苯丁酸氮芥，共随访10年时间，结果发现其缓解率为81%，复发率为24%，肾脏存活率为92%；保守治疗组缓解率仅为33%，复发率为31%，肾脏存活率为60%。1998年Ponticelli提出改良的经典治疗方案（激素+CTX），该组平均随访3年，缓解率为82%，复发率为31%；而原经典治疗方案组，平均随访3.5年，缓解率为93%，复发率为25%，两组缓解率及复发率无明显差异，但改良方案的副作用较少。以前研究表明CTX累积量>50g，恶性肿瘤的发病率增高。改良经典治疗案，70kg的患者6个月CTX的累积量为13g，12个月的累积量为40g。但是目前关于CTX累积量的最大值仍不清楚。因此推荐CTX+激素是治疗IMN的一线用药。

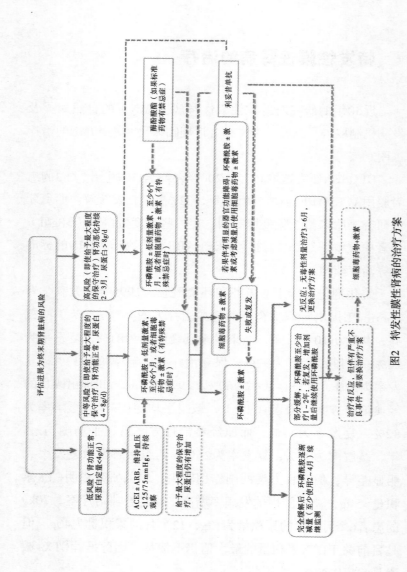

图2 特发性膜性肾病的治疗方案

钙调磷酸酶抑制剂（CNI）治疗中-重度的IMN，缓解率是80%，疗程至少为1年。如果前3个月无效，后期治疗的缓解率不显著。一般至少6个月达到完全缓解。一项前瞻性研究表明，CNI疗程为24个月，6个月的缓解率是50%，18个月的缓解率是80%；部分缓解的中位时间是9.7个月，完全缓解的中位时间是15个月，CNI停药1年的复发率是13%～50%。该研究结果与先前的研究结果一致。给予低剂量的CNI或泼尼松龙（0.1mg/kg）是否能够降低复发率仍未得到证实。总之，CNI被推荐为IMN的一线用药。由于CNI的肾毒性，在肾活检示肾间质重度损害或肾功能异常应慎用。

利妥昔单抗于2002年开始应用。目前无随机对照试验证实利妥昔单抗的疗效。一些小样本研究表明，利妥昔单抗治疗2年的缓解率是63%～80%。关于利妥昔单抗的有效治疗剂量目前仍未确定，仅被推荐用于一线药物无效的IMN患者。

吗替麦考酚酯（MMF）在前10年的研究结果提示为有效，但是一项法国的多中心研究表明，MMF治疗1年的缓解率与保守治疗无明显差异。研究也证实，MMF的疗效与烷化剂+激素的疗效无差异。荷兰的一项对GFR<40ml/（min·1.73m^2）或大量蛋白尿的IMN研究表明，MMF+激素与CTX+激素的初始缓解率都是70%，但是在随访23个月后，使用MMF治疗的复发率明显升高。所以MMF推荐用于出现烷化剂副作用，大剂量的激素或CNI应用有禁忌者。ACTH治疗IMN存在争议。

（编者：马　峰　审校：黄　晨）

参考文献：Waldman M, Austin H R. Treatment of idiopathic membranous nephropathy[J]. J Am Soc Nephrol, 2012, 23(10): 1617-1630

磷脂酶A2抗体滴度可以预测特发性膜性肾病患者的预后

膜性肾病是高加索人患肾病综合征的主要原因，其中40%～50%未经治疗的膜性肾病将进展至终末期肾病。大约2/3的患者是特发性膜性肾病（IMN）。2009年Beck等研究发现M型磷脂酶A2受体（PLA2R）是一种位于足细胞细胞膜的糖蛋白，是IMN的靶抗原。该研究表明IMN是一种自身免疫性疾病，PLA2R抗体在IMN阳性率是60%～80%。但是目前关于PLA2R的测定方法、滴度与临床特征的联系仍不清楚。

荷兰的一项研究选取了117名IMN高加索患者，男性91例，平均年龄（51±16）岁，平均随访时间54个月。采用间接免疫荧光（IIFT）和ELISA法测定PLA2R抗体滴度，采用IIFT测定IgG抗体的亚型。

研究表明，采用IIFT和ELISA法测定PLA2R抗体的阳性率分别是74%和72%，两种测量方法一致性较好（94%，κ=0.85）。82名患者经两种方法测定均为阳性，IIFT法测定的滴度与蛋白尿无相关（r=0.158，P=0.16），ELISA法测定的滴度与尿蛋白定量呈线性相关（r=0.679，P<0.01）。IgG抗体的亚型在IMN表达率分别是56%（IgG_1）、4%（IgG_2）、53%（IgG_3）和69%（IgG_4）。其中IgG4与抗体滴度呈线性相关（r=0.880，P<0.01），并且与尿蛋白定量相关（r=0.768，P<0.01）（图3）。

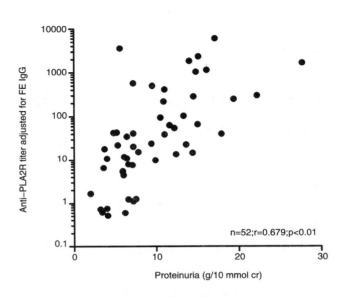

图3　ELISA法测定磷脂酶A2受体抗体水平

在平均随访54个月中，保守治疗41人，缓解率36%，平均缓解时间为13个月（5～276个月）；免疫抑制剂治疗68人，缓解率64%，平均缓解时间31个月（7～181个月）；总缓解率77%，13%进展至ESRD。ELISA法测定PLA2R抗体阳性患者分三组：41～175U/ml组、176～610U/ml组和>610U/ml组，IMN自发缓解率分别是38%、31%和4%。说明随着抗体滴度的升高而自发缓解率降低。

结论：IIFT和ELISA法测定PLA2R抗体滴度结果一致，PLA2R抗体滴度可以预测IMN患者的预后。

（编者：马　峰　审校：黄　晨）

参考文献：Hofstra J M, Debiec H, Short C D, et al. Antiphospholipase A2 receptor antibody titer and subclass in idiopathic membranous nephropathy[J]. J Am Soc Nephrol, 2012, 23(10): 1735–1743

IMN肾小球中PLA2受体表达的增加与血清中受体抗体相关

膜性肾病是肾病综合征常见的病因之一，区分原发性（特发）和继发性膜性肾病对于临床非常重要，因为它决定以后治疗的靶向性。在特发性膜性肾病（IMN）患者中，大约70%的患者血清中可检测到磷脂酶A2受体（PLA2R）的自身抗体，其中M型PLA2R是主要的靶抗原。回顾性研究中可见患者血清中PLA2R自身抗体有时测定为阴性，但检测结果并不可靠。为了更好地区别原发性和继发性膜性肾病，作者对组织学上诊断为膜性肾病的88例患者进行了前瞻性研究。应用免疫组织化学的方法显示正常肾组织和其他不同肾小球损伤的肾组织中PLA2R的表达呈弱阳性。88例患者中，61例患者PLA2R在肾小球中表达呈强阳性，60例患者血清中也可以检测到PLA2R的自身抗体（图4）。血清中PLA2R-自身抗体阴性的27例患者在肾小球PLA2R染色呈弱阳性，这些患者中有15人找到了继发性因素，其余12人未找到膜性肾病的继发性原因或者是除PLA2R之外的其他不同肾小球抗原。因此，肾活检组织中肾小球PLA2R染色增强与血清中PLA2R-自身抗体存在着密切的关系，这可能有助于鉴别原发性和继发性膜性肾病。

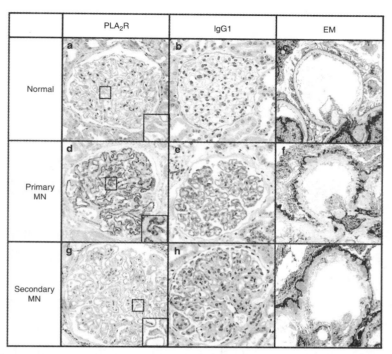

图4 正常肾组织、原发性以及继发性膜性肾病中PLA2R表达；方框内可见PLA2R
在特发性膜性肾病中表达较继发性膜性肾病以及正常肾组织中在肾小球的
表达明显增强

（编者：娄未娟　审校：刘宏宝）

参考文献：Hoxha E, Kneissler U, Stege G, et al. Enhanced expression of the M-type
phospholipase A2 receptor in glomeruli correlates with serum receptor
antibodies in primary membranous nephropathy[J]. Kidney Int, 2012, 82(7):
797-804

成人原发性FSGS的治疗

在过去的20余年里，原发性局灶节段性肾小球硬化（FSGS）的发病率增加了3~13倍，几乎与IgA肾病的发病率相当，被认为是导致成人特别是非洲和美国成人特发性肾病综合征的主要原因。在肾病范围蛋白尿患者中，5~10年可发展至ESRD，但非肾病范围蛋白尿患者和完全缓解的患者中通常会有一个比较好的预后。因此，通过保守治疗方法仍持续肾病范围蛋白尿患者需要采取更为积极的治疗方案。

本文章回顾了成人原发FSGS的定义、预后和治疗。成人原发FSGS是指排除了继发原因以外的FSGS。表2中显示了FSGS的分型。目前原发FSGS的治疗包括一般治疗如应用ACEI或ARB类药物控制血压达标，同时根据尿蛋白量的多少应用激素、免疫抑制剂治疗。FSGS根据组织学分型的不同，对药物有着不同的反应率。因此强调组织学分型的重要性。非肾病范围的蛋白尿患者预后较好，但持续的肾病范围内的蛋白尿患者预后不良，5~10年发展至终末期肾脏病。对于所有FSGS患者的治疗包括应用ACEI/ARB类药物控制血压达标，同时口服强的松1mg/（kg·d），持续16周达到完全缓解。在完全缓解后4~6个月激素要缓慢减量。对于糖尿病患者、肥胖患者或者不能耐受足量激素治疗者，可根据情况应用钙调磷酸酶抑制剂或酶酚酸酯作为初始治疗用药。对于激素反应后复发的FSGS患者的治疗同激素依赖型的微小病变患者或经常复发患者（环磷酰胺、钙调磷酸酶抑制剂或霉酚酸酯）。对激素抵抗型FSGS患者的治疗，可给予环孢素3.5mg/（kg·d），分次给药，持续给药6个月。如果达到缓解，可逐渐减量至最低有效剂量。在缓解后的1~2年，如果可能的话尽量停用环孢素。

表2 FSGS分型

原发肾小球上皮改变：
原发FSGS
感染相关（HIV、小病毒B19、丙肝）
药物相关（海洛因、膦酸盐、锂、合成代谢类固醇）
遗传紊乱
家族性
散发性
肾小球适应性增大
反流性肾病
肾脏发育不良
寡肾小球巨大症
肥胖相关的肾小球疾病
镰状细胞病
原发的肾小球疾病
继发于局灶增生性肾小球肾炎
继发于遗传性肾病

（编者：赵丽娟 审校：何丽洁）

参考文献：Korbet S M. Treatment of primary FSGS in adults[J]. J Am Soc Nephrol, 2012, 23(11): 1769-1776

循环suPAR在FSGS发病过程中有重要作用

可溶性的尿激酶受体（suPAR）的过表达在动物模型中可引起肾脏病变，其病理学改变与人类原发性FSGS相似。近来有一项研究表明，suPAR水平在原发性FSGS患者中表达升高。

为了明确FSGS患者的suPAR水平状况，作者对两组儿童和成人经肾活检证实为FSGS的患者进行了分析，70位成人患者来自北美FSGS临床实验（CT），94位来自欧洲激素抵抗性肾病综合征研究团体（PodoNet）。循环suPAR水平在CT组和PodoNet组分别升高84.3%和55.3%，而对照组（0～18岁身体健康的11 055名高加索女性）仅为6%（$P<0.0001$），而炎症不是导致差别的原因。多重回归分析显示低的suPAR水平与高eGFR、男性、应用酶酚酸酯治疗有关。在CT组，治疗26周后suPAR的相对减低和蛋白尿下降有关，同时伴有FSGS治愈率升高（$P=0.04$）。在PodoNet组，NPHS2基因突变的患者suPAR水平较高。

结论：在不同地域不同人种的FSGS患者中suPAR水平均有升高，而suPAR水平的升高与非特异性促炎环境无关。不同的治疗方案在减轻FSGS病变的同时也减少循环中suPAR水平，提示suPAR在FSGS发病过程中扮演着重要角色。

（编者：孟 瑞 审校：许国双）

参考文献：Wei C, Trachtman H, Li J, et al. Circulating suPAR in two cohorts of primary FSGS[J]. J Am Soc Nephrol, 2012, 23(12): 2051–2059

Smad3和PI3激酶在小鼠阿霉素肾病模型中的作用，揭示蛋白尿和纤维化发生的新机制

肾脏纤维化是一个涉及肾脏多种细胞参与的复杂过程，在这一过程中，足细胞损伤被认为是导致肾小球硬化以及肾脏纤维化的主要起始环节之一，转化生长因子–β（TGF–β）在这一过程中发挥着重要作用。大量研究表明TGF–β参与调节肾脏的多种生理病理过程，可在体外激活促纤维化的信号。前期研究发现，TGF–β可以通过经典TGF–β/Smad3信号通路或非经典的ERK/MAP激酶、1–磷脂酰肌醇3–激酶（PI3K）、Cδ蛋白激酶及Rho家族的GTP酶途径上调Ⅰ型胶原的表达水平。体内外研究发现，TGF–β–PI3K在肾脏EMT过程中参与cross talk（细胞各个信号通路之间的交互网络）。

近期研究发现，TGF–β和PI3K在肾脏纤维化的动物模型中发挥重要作用。阿霉素肾病是一种常用的肾小球肾病模型，其诱导的肾脏病理表现与人类的局灶节段性肾小球硬化（FSGS）相似，但其机制尚未完全阐明。该研究采用的129x1/Svj小鼠阿霉素肾病模型中显示，在第5～7天出现大量蛋白尿，第7天后，TGF–β的mRNA表达增加，同时伴有TGF–β受体的特异性转录因子Smad3的核转位现象。抑制TGF–β后，病理改变以及Ⅰ型胶原蛋白、纤维连接蛋白的

mRNA表达下降，但尿蛋白仍持续存在。第14天的病理结果与人FSGS相似。模型中，其Akt发生磷酸化，提示PI3激酶发生活化。免疫组化结果显示，在疾病模型早期PI3激酶同工酶p110γ mRNA表达明显增加，而且其与上皮细胞标志物nephrin共定位表达，nephrin水平随后下降。用AS605240抑制p110γ活性，可以恢复nephrin的持续性表达，从而减轻蛋白尿。足细胞体外培养显示，阿霉素可刺激p110γ的表达。AS605240可以阻止阿霉素诱导的细胞骨架解体和细胞凋亡，而并非是TGF-β受体激酶的抑制剂，这支持了p110γ对足细胞损伤的作用。AS605240达到减少蛋白尿作用的剂量时，可抑制体内肾脏胶原蛋白mRNA的表达，但在体外不影响TGF-β诱导的胶原蛋白表达（图5）。

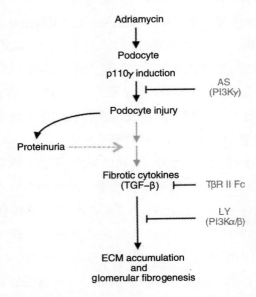

图5　1-磷脂酰肌醇3-激酶（PI3K）c和转化生长因子（TGF）-β促进肾脏纤维化的可能机制

结论：PI3激酶p110γ介导足细胞早期损伤和蛋白尿形成，且发生在TGF-β介导的肾小球纤维化形成之前。

（编者：郑　永　审校：许国双）

参考文献：Finer G, Schnaper H W, Kanwar Y S, et al. Divergent roles of Smad3 and PI3-kinase in murine adriamycin nephropathy indicate distinct mechanisms of proteinuria and fibrogenesis[J]. Kidney Int, 2012, 82(5): 525-536

Crk1/2依赖信号通路促进小鼠肾小球疾病模型的足细胞足突延伸

血浆经肾小球的滤过形成原尿，其滤过作用与肾小球滤过屏障的独特结构及特性密切相关。滤过屏障的组织结构由内皮细胞、基底膜和足突细胞三部分构成，滤过屏障包括电荷屏障和机械屏障。机械屏障是指肾小球滤过结构对超过一定分子质量的蛋白具有阻挡作用，内皮细胞、基底膜的电子致密层和足突间的裂孔膜是发挥机械屏障的主要结构基础。足细胞的功能对维持肾小球滤过屏障的完整性至关重要。足细胞参与滤过屏障的选择性通透主要是通过足细胞相关蛋白的相互作用实现的，根据这些分子在足突的分布分为4类：骨架蛋白、基底膜区蛋白、顶膜区蛋白和裂孔膜复合体。足突分为三个特异的膜区：基底部、顶部和裂孔隔膜。裂孔隔膜是由多个蛋白分子组成的复合体样结构，裂孔隔膜蛋白控制着肾小球的通透性。其中一种重要的蛋白分子是Nephrin。Nephrin是免疫球蛋白家族的一种跨膜蛋白，定位于肾小球裂孔隔膜，对维持裂孔隔膜结构的完整性起关键作用。Nephrin基因突变可以导致芬兰型先天性肾病综合征的发生，主要表现为足突形态和足细胞裂孔隔膜发育障碍、大量蛋白尿，是一种伴有多种肾小球组织病理学改变的激素抵抗型肾病综合征。早期研究发现活化的Nephrin-Neph1（Ig超家族成员）受体复合物可调控肌动蛋白聚合及细胞结构。此过程依赖于PI3K、Cas和Crk1/2依赖的信号通路共同形成肌动蛋白聚合复合体。Crk1/2敲除鼠可出现心血管及颅面发育缺陷，此外还有研究发现Crk1/2与大脑神经元定位密切相关。但关于Crk1/2和足细胞的作用尚需要进一步研究。应用硫酸鱼精蛋白灌注小鼠肾脏后，可改变足细胞骨架结构，从而诱发肾小球疾病。该研究发现，灌注硫酸鱼精蛋白前敲除足细胞Crk1/2可明显抑制足细胞损伤模型的足突消失，并在多种肾脏毒性肾炎动物模型中证实了此结果。人体研究表明，黏着斑激酶（FAK）和Cas磷酸化（黏着斑复合物的标志物调控了Crk信号通路）在轻微病变型肾病及膜性肾病时被激活，但在FSGS中未发现。可见，Cas-Crk1/2复合物的激活与人类多种肾小球疾病的发生密切相关。

（编者：孙文娟　审校：孙世仁）

参考文献：George B, Verma R, Soofi A A, et al. Crk1/2-dependent signaling is necessary for podocyte foot process spreading in mouse models of glomerular disease[J]. J Clin Invest, 2012, 122(2): 674-692

发动蛋白、突触囊泡磷酸酶、内吞蛋白在足细胞足突中的作用

　　肾病综合征是一种严重的肾脏疾病，常因肾小球滤过屏障损伤导致大量蛋白尿。足细胞，即肾小球脏层上皮细胞，它附着于肾小球基底膜的外侧，与基底膜和毛细血管内皮共同构成肾小球滤过屏障。足细胞的胞体伸出许多突起，称为足突，呈指状交叉覆盖于基底膜外表面，当其结构受到破坏就会引起肾病综合征。有学者发现，控制足细胞构建和神经元突触的发育过程的蛋白网络系统有着许多的相似之处。发动蛋白（dynamin）、突触囊泡磷酸酶（synaptojanin）和内吞蛋白（endophilin）是突触囊泡回收过程中的重要蛋白，三者在网格蛋白介导的神经元内吞作用和肌动蛋白动力学中起作用，同样的，发动蛋白可以通过作用于足细胞肌动蛋白细胞骨架来维持肾小球滤过屏障。美国耶鲁大学医学院Keita Soda等选择性敲除了小鼠足细胞的发动蛋白Dmn1和Dmn2，证实了发动蛋白在维持足细胞足突形态和功能中发挥着作用。此外，突触囊泡磷酸酶1（Synj1）敲除鼠以及内吞蛋白1、2、3三重敲除鼠虽然胚胎发育过程正常，但并不能建立正常的肾小球滤过屏障并表现出严重的蛋白尿，其主要原因是足细胞足突形成障碍（图6）。这些结果表明：作用于神经元突触的内吞作用和肌动蛋白的蛋白网络系统在肾小球滤过屏障的形成和维持过程中发挥重要作用。

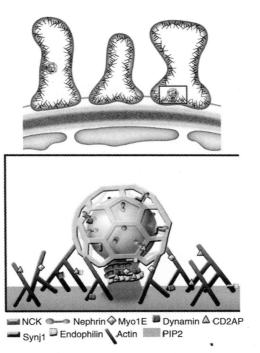

NCK　Nephrin　Myo1E　Dynamin　CD2AP
Synj1　Endophilin　Actin　PIP2

图6　细胞足突中的突触囊泡磷酸酶、发动蛋白、内吞蛋白在维持足细胞形态和
功能中的作用

（编者：赵阿丽　审校：黄　晨）

参考文献：Soda K, Balkin D M, Ferguson S M, et al. Role of dynamin, synaptojanin, and endophilin in podocyte foot processes[J]. J Clin Invest, 2012, 122(12): 4401–4411

延缓足细胞生长可减慢肾小球硬化

肾脏足细胞损伤会导致肾小球硬化症，而且一旦足细胞严重缺失，会诱发血管紧张素Ⅱ依赖的肾小球稳定性丧失，从而造成肾小球足细胞继续损伤，这一过程与进展性肾小球硬化症相关，直到进展为ESRD，肾小球将失去全部的足细胞。然而，肥胖等足细胞生长障碍相关的病理损伤过程引起FSGS的机制尚未阐明，另外儿童或成人的快速生长阶段普遍易发生FSGS的原因仍不明确。

假如足细胞缺失是FSGS的潜在发病机制，那么敏感个体的成长本身就能够引发足细胞缺失而影响FSGS进展。足细胞损伤是否为了应对肥大的压力而引起肾小球硬化症，是我们研究的目的。作者研究了344个表达负性AA-4E-BP1转基因大鼠，该基因被podocin启动子激发，作为哺乳动物雷帕霉素复合物1（mTORC1）信号通路的靶分子。4E-BP1调节帽依赖性翻译过程，它是细胞对营养素和生长因子作用下发生肥大的一种关键性决定因子。AA-4E-BP1转基因大鼠肾脏病理和蛋白排出量正常，但是经过12个月后进展至ESRD。蛋白尿、肾小球硬化症与体重、转基因量均呈线性相关。单一肾切除术后，与体重下降相对应的蛋白尿下降了40%~50%。最初的病理表现是基底膜裸露，与足突分离。形态学分析确定肾小球毛细血管丛的体积与足细胞体积不协调，每个毛细血管丛与体重增长和肾切除术有关。如果限制饮食能限制预防体重增长和肾小球肥大，则可阻滞蛋白尿和肾小球硬化的发生。

结论：足细胞衰竭对应于肾小球毛细血管丛的生长，这一过程是通过增强mTORC1生长信号这一通路来实现的。上述信号通路可引发蛋白尿、肾小球硬化症以及进展至ESRD。降低体重和减慢肾小球生长速度可能对延缓或阻止ESRD进展有益。

（编者：孟　瑞　审校：许国双）

参考文献：Fukuda A, Chowdhury M A, Venkatareddy M P, et al. Growth-dependent podocyte failure causes glomerulosclerosis[J]. J Am Soc Nephrol, 2012, 23(8): 1351-1363

PGC-1α激活可改善线粒体功能障碍并保护足细胞免受醛固酮诱导的损伤

　　足细胞是肾脏中高度特异性的上皮细胞，是构成肾小球滤过屏障的关键成分，损伤后可导致蛋白尿的出现。由于线粒体功能障碍是足细胞损伤的早期标志性事件，Yuan及其同事检测氧化代谢、线粒体功能和过氧化物酶增殖物激活受体r共激活因子1α（PGC-1α）是否为影响足细胞损伤的主要调节因子。醛固酮诱导的线粒体和足细胞的损伤可以减少PGC-1α的表达，且有时间和剂量依赖性。通过RNA干扰抑制内源性PGC-1α可引起足细胞损伤和线粒体破坏，以及细胞凋亡增加。而通过腺病毒载体的转染，增加肾内PGC-1α含量，可抑制醛固酮诱导的线粒体功能障碍和损伤。沉默信息调节因子2同源体1作为PGC-1α上游基因，高表达以抑制醛固酮诱导的足细胞损伤和线粒体破坏，主要是通过上调转录及转录后PGC-1α水平来实现的。白藜芦醇作为沉默信息调节因子2同源体1激动剂，可在体内外实验研究中，减轻醛固酮诱导的线粒体功能障碍和足细胞损伤。

　　综上所述，在正常情况下，内源性PGC-1α对于维持足细胞线粒体功能至关重要。沉默信息调节因子2同源体1激动剂，如白藜芦醇，可以用于肾小球疾病的治疗，促进PGC-1α的表达，从而维持肾脏足细胞的完整性，这可能为将来治疗肾小球

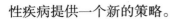

性疾病提供一个新的策略。

（编者：车明文　审校：王汉民）

参考文献：Yuan Y, Huang S, Wang W, et al. Activation of peroxisome proliferator-activated receptor-gamma coactivator 1alpha ameliorates mitochondrial dysfunction and protects podocytes from aldosterone-induced injury[J]. Kidney Int, 2012, 82(7): 771-789

Eculizumab能够有效治疗致密物沉积病和C3肾小球肾炎

C3肾小球肾病是指在免疫荧光染色下补体C3沿肾小球毛细血管襻沉积，不伴其他免疫球蛋白沉积为特征。包括致密物沉积病（DDD）和C3肾小球肾炎。C3肾小球肾炎的病理改变多为膜增生性肾小球肾炎。该病目前尚无有效的治疗方法。Eculizumab（依库丽单抗）是抑制末端补体成分活化的重组人源性单克隆抗体，能特异性地结合到人末端补体蛋白C5的新药。

美国的一项研究表明，Eculizumab通过调节补体旁路也许能够治疗C3肾小球肾病。该研究选取6名高加索人，均为男性，年龄为20～42岁，随访1年时间。给予Eculizumab治疗前、后行肾活检穿刺术，阴性对照组为6名肾活检病理正常者，膜性肾病和活动性狼疮性肾炎为阳性对照组。收集治疗前、后的血肌酐、尿蛋白/肌酐比值。研究主要终点：蛋白尿减少和肾功能好转；次要终点：随访1年后肾组织病理改变。

该研究表明，5名患者治疗前、后均行肾活检穿刺术，1人拒绝治疗后肾活检穿刺。所有的肾活检病理提示C3沿肾小球毛细血管襻及小管沉积，不伴其他免疫球蛋白沉积。治疗1年后，3名患者肾脏病理提示活动性肾小球增殖和中性粒细胞浸润程度减轻；1例表现为中度系膜增生性肾炎，其活动性和慢性病变无显著性变化；所有患者治疗后免疫荧光提示C3、

C5b-9和电子致密物沉积无明显减少。正常肾活检C5b-9染色阳性，强度略小于C3肾小球疾病（图7）。这说明C3肾小球疾病发病可能是补体旁路途径的失调。但其发病机制需要进一步研究。

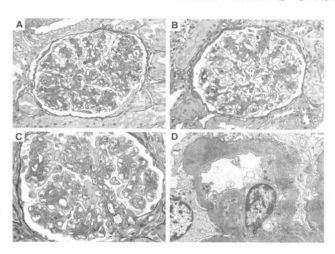

图7　C3肾小球肾病治疗前和治疗后的组织和超微病理表现
　　（A）DDD1患者治疗前的肾活检病理（过碘酸-希夫染色）表现为毛细血管内皮细胞增生、伴肾小球系膜区和硬化处白细胞浸润；（B）治疗后肾活检病理（过碘酸-希夫染色）表现为毛细血管内增生和白细胞渗出减少。但是系膜增生无变化；（C）C3N1患者治疗后肾组织（六亚甲基四胺银染色）表现相反，大块内皮下沉积物持续存在系膜增生区；（D）DDD1患者治疗后电镜表现膜内电子致密物中度减少。组织放大率：（A-C）×600；D×10000

总之，Eculizumab能够治疗C3肾小球肾病，主要机制是抑制肾小球毛细血管内皮细胞增生和中性粒细胞浸润。但是长期服用引起的药物、组织相互作用仍不清楚。

（编者：马　峰　审校：黄　晨）

参考文献：Herlitz L C, Bomback A S, Markowitz G S, et al. Pathology after eculizumab in dense deposit disease and C3 GN[J]. J Am Soc Nephrol, 2012, 23[7]: 1229-1237

膜增生性肾小球肾炎与C3肾小球病

膜增生性肾小球肾炎（membranoproliferative glomerulon-ephritis, MPGN）为持续进展性肾小球疾病，其主要光镜下病理改变表现为肾小球系膜细胞、基质弥漫增生及毛细血管壁增厚，根据电镜下电子致密物沉积部位不同，可将MPGN分为Ⅰ型、Ⅱ型和Ⅲ型。Ⅰ、Ⅲ型典型病理改变为双轨征，Ⅱ型典型病理改变为毛细血管基膜致密层内大量电子致密物沉积，故又称为致密物沉积病。免疫荧光检查三种类型均存在补体C3沉积。C3肾小球病（3 glomerulopathies，C3G)是一组新近被认可的发病率较低的原发性肾小球疾病。1974年有学者首次描述了一组经免疫荧光检查肾小球内仅有C3沉积，而无免疫球蛋白及C1q沉积的肾小球疾病，故免疫球蛋白阴性、补体C3阳性的MPGN已归入C3G。虽然免疫球蛋白阳性MPGN和C3G的诊断依据不同（MPGN以光镜病理改变为诊断依据，C3G以免疫荧光结果为诊断依据），但是两者病理结果存在叠加，故二者鉴别诊断较困难。因此，美国Mayo Clinic的Sanjeev Sethi等研究后认为，对免疫球蛋白阳性的MPGN应该侧重鉴别引起抗原血症或循环免疫复合物形成的机制，以寻找特效的治疗方法。相反，C3G发病机制与旁路途径和终端补体级联反应的调节异常密切相关，故而应侧重补体级联反应（图8）。尽管目前对C3G尚无特效的治疗方法，但是更好

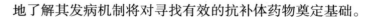
地了解其发病机制将对寻找有效的抗补体药物奠定基础。

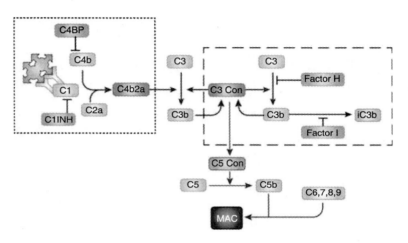

图8　旁路途经和终端免疫复合物失调可引起C3肾小球病

（编者：赵阿丽　审校：黄　晨）

参考文献：Sethi S, Nester C M, Smith R J. Membranoproliferative glomerulonephritis and C3 glomerulopathy: resolving the confusion[J]. Kidney Int, 2012, 81(5): 434-441

肾炎因子在肾脏疾病中的表达

补体广泛参与机体微生物防御反应以及免疫调节，C3转化酶是启动补体旁路途径激活的关键转化酶。而C3肾炎因子就是可以延长旁路途径C3转化酶的半衰期或阻止其受到抑制的自身抗体，C3肾炎因子可导致C3转化酶作用加强，补体旁路持续激活，与肾脏病的发病密切相关，但是它们在肾脏疾病中的发病机制尚不明确。

Claire L. Harris团队比较并优化了一组鉴定、检测肾炎因子活性的分析方法。在101名组织学或临床确诊的肾脏病患者（分别为致密物沉积病、Ⅰ/Ⅲ膜增生性肾小球肾炎等）中，48名通过应用部分或所有的分析方法检测后结果为阳性。备解素作为补体旁路途径中的一个成分，在旁路途径激活时表达降低，但是先天性缺乏时旁路途径不能有效被激活。故在机体表达备解素的前提下，该实验组在39个样品中检测到了结合的自身抗体，在36个样品中检测到了转化酶。在被检的48个肾炎因子中，42个能够通过H因子阻止转化酶的降解，其中大部分通过衰变加速因子及补体受体1起作用，不依赖备解素的肾炎因子对C5的分解及终末途径的活性没有影响，然而依赖于备解素的肾炎因子却能够提高其活性。Biacore生物大分子相互作用分析仪分析了4个纯化的IgG样本，结果表明不依赖于备解素的肾炎因子将转化酶的半衰期提高了50倍以上，然而依赖于备解素的肾炎因子的半衰期仅提高了10～20倍，此外C3转化酶的活性提高了10倍。

（编者：吴卫妮　审校：孙世仁）

参考文献：Paixao-Cavalcante D, Lopez-Trascasa M, Skattum L, et al. Sensitive and specific assays for C3 nephritic factors clarify mechanisms underlying complement dysregulation[J]. Kidney Int, 2012, 82(10): 1084-1092

肾小球性白蛋白尿可以引起小管细胞适应性增殖

肾小管是与肾小囊壁层相连的上皮性管状结构，其主要生理功能：首先是重吸收肾小球滤过原尿中的水、电解质及营养物质（如葡萄糖、氨基酸等），其次是分泌（H^+、K^+及有机物质）、排泄代谢废物（尿素及有机酸等）。

许多肾病性蛋白尿伴随肾小管的萎缩，表明肾小球性蛋白尿可能损伤肾小管。然而，众所周知，在许多疾病和动物模型中，局部或全身性炎症及滤过的异常蛋白质都可直接损伤肾小管。因此，肾小球性蛋白尿是否可以引起肾小管损伤，目前仍不清楚。Guo及其同事，通过转基因技术，选择性的敲除小鼠肾脏足细胞，诱导蛋白尿，检测肾小管对蛋白尿的反应。他们构建一种仅仅在足细胞上表达白喉毒素受体的小鼠，通过给予白喉毒素来实现剂量依赖性的特异性足细胞损伤。在控制敲除细胞数量的情况下，使其存活率不受影响，继而可以保证其繁殖能力。敲除小于20%的足细胞可引起大量蛋白尿，在足细胞形态恢复正常1～2周后，蛋白尿消失。在没有证据表明肾小管受损或小管上皮细胞凋亡增加的情况下，在蛋白尿的刺激后，近端肾小管上皮细胞出现了短暂的爆发式增殖，导致整个小管细胞数目的增加。尿液中检测出生长因子Gas6和小管细胞顶端膜上磷酸化的Gas6受体Axl增加可充分证明这种增殖的存在。然而，敲除大于40%的足细胞，可导致进展性肾小球硬化、肾小管损伤和肾衰竭。

综上所述，在肾小球结构无明显破坏时所产生的肾小球性蛋白尿，可以激活小管上皮细胞增殖，这可能是减少尿液中蛋白的一个适应性应答。

（编者：车明文　审校：王汉民）

参考文献：Guo J K, Marlier A, Shi H, et al. Increased tubular proliferation as an adaptive response to glomerular albuminuria[J]. J Am Soc Nephrol, 2012, 23(3): 429–437

双酚A暴露对中国成年人低剂量白蛋白尿的影响

微量白蛋白尿传统定义为尿蛋白排出量（尿白蛋白/肌酐比值）在30～300mg/g。微量白蛋白尿是公认的心血管发病率和死亡率增加的高危因素，大量的前瞻性研究已经证实，微量白蛋白尿水平与心血管疾病发病率呈正相关。双酚A是一种工业化工材料，被用于我们生活中所使用的水杯、食物容器等聚碳酸酯和环氧树脂塑料之中。双酚A不仅破坏生态环境，而且有雌激素样作用，可以与雌激素受体结合，竞争性抑制雌激素与受体结合。美国疾病预防与控制中心通过调查发现95%美国成年人尿中含有双酚A成分。动物实验也证实双酚A可致体内糖脂代谢紊乱和心血管事件的发生，但是流行病学调查研究对双酚A暴露损伤缺乏有力的证据。最近，国家健康和营养检测调查2003—2004年度及2005—2006年度，发现尿中双酚A增高与心血管疾病、2型糖尿病等多种疾病密切相关。但迄今为止，没有任何一项研究报道双酚A暴露与超微量白蛋白尿（尿蛋白/肌酐比值 < 30mg/g）的关系，而超微量白蛋白尿是心血管疾病发病早期的标记物。

中国上海交通大学瑞金医院Mian Li等在上海地区选取了3055个成年人，分为正常蛋白尿组、超微量白蛋白尿组、微量和大量白蛋白尿组进行观察，通过数据收集及统计学分析发现尿双酚A是影响尿白蛋白/肌酐比值的独立危险因素，并且与超微量白蛋白尿相关，且这一联系不受传统危险因素影响，例如：年龄、性别、吸烟、饮酒、体重指数、高血压、糖尿病、肾小球滤过率估算值等（表3）。

表3　尿双酚A与低剂量白蛋白尿的关系

Bisphenol A category	Model 1		Model 2		Model 3	
	ORs(95%CI)	P	ORs(95%CI)	P	ORs(95%CI)	P
Low-gradealbuminuria(n=764)[a]						
Quartile 1	1.00(Reference)		1.00(Reference)		1.00(Reference)	
Quartile 2	1.05(0.82 ~ 1.34)	0.72	1.08(0.84 ~ 1.38)	0.56	1.11(0.85 ~ 1.44)	0.44
Quartile 3	1.31(1.03 ~ 1.66)	0.028	1.39(1.09 ~ 1.78)	0.0079	1.20(1.06 ~ 1.37)	0.05
Quartile 4	1.68(1.33 ~ 2.12)	<0.0001	1.80(1.41 ~ 2.29)	<0.0001	1.23(1.13 ~ 1.34)	<0.0001
P for trend	<0.0001		<0.0001	<0.0001		

结论：研究表明尿双酚A与微量和大量蛋白尿无明确的关系，但与超微量白蛋白尿之间可能存在潜在的关系。

（编者：冯世栋　审校：许国双）

参考文献：Li M, Bi Y, Qi L, et al. Exposure to bisphenol A is associated with low-grade albuminuria in Chinese adults[J]. Kidney Int, 2012, 81(11): 1131-1139

内皮细胞多糖－蛋白质复合物缺失加重蛋白尿和血管功能障碍

　　蛋白尿和CKD与患者血管功能密切相关。进展性蛋白尿和肾功能恶化是预测心血管疾病的独立危险因素，与广泛的血管功能障碍密切相关，如大血管血流舒张受损、微血管血流增加和白蛋白丢失增多，而血流舒张与微血管通透性均依赖于完整的内皮细胞功能。全身的内皮细胞功能障碍增加蛋白尿患者和慢性肾脏病患者的弥漫性血管并发症的发生，但其潜在机制尚不清楚。内皮细胞表面有一层网状组织、疏松黏附于葡糖氨基聚糖和蛋白聚糖，可以调节血管功能，当它缺失时会导致CKD患者肾脏和全身血管功能障碍，出现蛋白尿。英国Andrew H.J. Salmon等用MWF大鼠（munich wistar fromter，是一种先天肾单位缺失、肾小球肥大、大量蛋白尿的近亲交配大鼠）构建了自发性蛋白尿性慢性肾脏病模型。多光子荧光成像和单血管生理检测结果显示：老年MWF大鼠的肠系膜微血管和有孔的肾小球微血管内皮细胞表层广泛缺失，伴随微血管对水和白蛋白的通透性增加。与年轻MWF大鼠相比，老年MWF大鼠内皮表层酶破坏，既没有引起额外的表层缺失，通透性也没有额外的改变。静脉注射小麦胚凝集素并吸附于内皮细胞表层可以明显改善肾小球白蛋白通透性。这些结果表明：蛋白尿性肾病存在内皮表层广泛缺失和全身血管功能障碍，为治疗蛋白尿性肾病提供新的治疗思路。

（编者：赵阿丽　审校：宁晓暄）

参考文献：Salmon A H, Ferguson J K, Burford J L, et al. Loss of the endothelial glycocalyx links albuminuria and vascular dysfunction[J]. J Am Soc Nephrol, 2012, 23(8): 1339–1350

细胞EphB4信号通路有助肾小球损伤恢复

Thy1.1肾炎模型是最常用于研究IgA肾病和系膜增生性肾小球肾炎的一种动物模型。迄今为止，大部分研究都注重研究肾小球系膜，而很少研究毛细血管损伤后内皮细胞的恢复，关于足细胞应答的研究更是罕见。近年来EphB4受体酪氨酸激酶及其配体ephrins因其在血管和神经系统的发育过程中的重要作用而倍受关注，其中EphB4及其配体ephrinB2是最早发现的调节血管发育的重要分子。此外，二者在维持成熟器官的稳态中也发挥作用，研究发现它们在肾脏中广泛表达。通常，以肾小球膜溶解起病的肾小球疾病可以恢复，这是因为足细胞在此恢复过程中发挥了重要作用。然而，它们是否参与急性肾小球肾炎的肾小球恢复尚无相关报道。瑞士Monika Wnuk等研究了EphB4信号通路在大鼠Thy1.1肾炎模型的肾小球足细胞恢复中的作用。研究发现：EphB4和ephrinBs在正常的肾小球足细胞有表达，在Thy1.1肾炎模型中表达上调，于第9天伴有EphB4的磷酸化。经EphB4磷酸化抑制剂（NPV-BHG712）处理正常大鼠后，并不影响其肾功能和肾小球形态，然而，经抑制剂处理后的肾炎大鼠诱发了肾小球微动脉瘤、足细胞损伤及缺失。延长NPV-BHG712的处理时间可以导致蛋白尿增多和肾小球系膜恢复功能失调。此外，套入式血管生成作为Thy1.1肾炎时肾小球毛细血管修复的必要途径。本研究结果显示：经NPV-BHG712处理肾炎大鼠后可以抑制套入式血管生成修复，首次证实了足细胞在调节套入式血管生成中的作用。因此，该实验结果表明EphB4信号通路在肾小球疾病中可以使足细胞免受短暂的毛细血管坍塌损害。

（编者：赵阿丽　审校：黄　晨）

参考文献：Wnuk M, Hlushchuk R, Janot M, et al. Podocyte EphB4 signaling helps recovery from glomerular injury[J]. Kidney Int, 2012, 81(12): 1212–1225

未成熟的肾脏树突状细胞募集调控 CXCR6+恒定型自然杀伤T细胞以缓解新月体性肾小球肾炎

新月体性肾小球肾炎是肾小球肾炎中病变程度最重且预后最差的一种，可由一些继发因素诱发，如ANCA相关性血管炎、抗基底膜抗体阳性肾小球肾炎等，其主要病理改变是肾小球中新月体形成。

有研究表明，未成熟的肾脏树突状细胞（DCs）对小鼠早期新月体性肾小球肾炎具有保护作用，然而其作用机制尚不清楚。Riedel及其同事利用基因敲除技术，选择性敲除肾脏DCs，使恒定型自然杀伤T（iNKT) 细胞的募集减少，iNKT细胞的主要作用是缓解肾脏病变。在新月体性肾小球肾炎的早期，90%以上的iNKT细胞表达趋化因子受体CXCR6，而肾脏中的DCs产生大量的同源配体CXCL16，这表明肾脏DCs衍生的CXCL16可能会募集CXCR6+的iNKT细胞，从而发挥其肾脏保护作用。与之相吻合的是，CXCR6基因敲除小鼠肾脏中iNKT细胞募集减少，加重肾脏病变，这与敲除肾脏未成熟的DC，使肾脏病变更加恶化相似。然而，选择性给予外源性CXCR6+iNKT细胞可明显改善肾脏病变。

综上所述，Riedel及其同事研究结果表明，在新月体性肾小球肾炎的早期，免疫保护机制可能涉及未成熟的DCs、

CXCL16、CXCR6和iNKT细胞，这可能为新月体肾小球肾炎的治疗提供了新策略。

（编者：车明文　审校：王汉民）

参考文献：Riedel J H, Paust H J, Turner J E, et al. Immature renal dendritic cells recruit regulatory CXCR6(+) invariant natural killer T cells to attenuate crescentic GN[J]. J Am Soc Nephrol, 2012, 23(12): 1987-2000

尿纤维母细胞特异蛋白1（FSP1）是新月体肾小球肾炎的生物标记物

新月体肾小球肾炎多表现为急进性肾炎综合征，临床表现为起病急骤、肾功能迅速恶化，可在短期内达到尿毒症阶段，预后差，患者死亡率高。所以，新月体肾炎早期诊断和治疗对患者疾病预后至关重要。临床传统治疗现多采用早期强化免疫抑制治疗延缓肾小球肾炎病程进展。抗中性粒细胞胞浆抗体检测等方法对早期诊断寡免疫复合物性新月体肾炎有一定意义。但是，迄今为止临床仍缺乏针对所有类型新月体肾炎的特异诊断生物标记物，新月体肾小球肾炎的诊断存在滞后性。

纤维母细胞特异蛋白（Fibroblast-specific protein 1，FSP1）是由肾脏组织所分泌的一种钙结合蛋白。以往的研究发现，受损的肾脏组织中FSP1分泌增多，尿FSP1量增加，但是尿FSP1是否可以作为肾脏损伤活动期的生物标记物尚不清楚。日本福井大学医学肾脏病中心选取147名肾小球肾炎患者，采用两种分组方法：第1组包括ANCA相关性血管炎肾损害、局灶节段性肾小球硬化症、IgA肾病、狼疮性肾炎、微小病变、膜性肾病和对照组 7个亚组；第2组包括新月体阳性和新月体阴性2个亚组。通过ELISA方法检测结果显示：第1组中尿FSP1在ANCA相关性血管炎肾损害亚组明显高于其他6个亚组，第2组中新月体阳性亚组尿FSP1量也明显高于新月体阴性亚组。

结论：FSP1作为诊断新月体肾炎的敏感性和特异性分别为91.7%和90.2%，而且尿中FSP1的量与新月体肾炎的活动相关。因此，FSP1可能是新月体肾小球肾炎活动性的重要生物标记物。

（编者：冯世栋　审校：许国双）

参考文献：Iwano M, Yamaguchi Y, Iwamoto T, et al. Urinary FSP1 is a biomarker of crescentic GN[J]. J Am Soc Nephrol, 2012, 23(2): 209–214

ANCA相关性血管炎特殊的遗传亚组

ANCA相关性血管炎是一种系统性小血管炎，临床包括多血管炎肉芽肿（以前称作Wegener肉芽肿）和显微镜下多血管炎以及川崎综合征。其中多血管炎肉芽肿和显微镜下多血管炎是主要的临床综合征，以坏死性肾小球肾炎为特征。ANCA相关性血管炎可引起威胁生命的肾衰竭或肺出血，5年的死亡率高达28%，存活者依然存在疾病的长期活动。该病的病因尚不明确。关于该病争论的焦点是：是否是一种单一的疾病、ANCA在发病机制中扮演什么样的角色。

Lyons等人从该疾病的基因研究着手，首先观察了来自英国的1233例ANCA相关性血管炎患者和5884例对照组，对他们进行了全基因组联合研究，然后在来自北欧的1454例ANCA相关性血管炎患者和1666例对照组中进行了重复实验。质量控制、人口分层、统计学分析均遵照标准执行。结果发现，ANCA相关性血管炎包括肉芽肿性血管炎和显微镜下多血管炎，无论与主要组织相容性复合物有关联还是与非主要组织相容性复合物有关联者，均有其基因的独特性，最强的基因关联是ANCA抗原的基因特异性，而不是临床综合征。抗蛋白水解酶3ANCA与HLA-DP和编码抗α1-抗胰蛋白酶（SERPINA1）以及蛋白酶3（PRTN3）的基因有关（P=6.2×10^{-89}, P=5.6×10^{-12}, P=2.6×10^{-7}），而抗髓过氧化物酶ANCA和HLA-DQ（P=2.1×10^{-8}）有关。

结论：本实验证实ANCA相关性血管炎有其遗传特异性，表明肉芽肿性多血管炎和显微镜下多血管炎有其特异性ANCA基因差异，提示机体针对自身抗原蛋白水解酶3产生抗体是蛋白酶3相关性血管炎的中心环节。这些数据初步支持这种观点：蛋白酶3ANCA相关性血管炎和髓过氧化物酶相关性血管炎是不同的自身免疫综合征。

（编者：孟　瑞　审校：许国双）

参考文献：Lyons P A, Rayner T F, Trivedi S, et al. Genetically distinct subsets within ANCA-associated vasculitis[J]. N Engl J Med, 2012, 367(3): 214-223

ANCA相关性疾病中内皮细胞和中性粒细胞的相互作用

系统性血管炎是指原发于血管壁的免疫性炎症和坏死，并导致组织损伤及器官功能障碍的一类系统性疾病。大部分血管炎病因不明，称为原发性血管炎。系统性红斑狼疮、类风湿关节炎、感染、恶性肿瘤等并发的血管炎称为继发性血管炎。小血管炎是指累及毛细血管、静脉和细小动脉的血管炎，包括微型多血管炎、Wegener肉芽肿和Churg–Strauss综合征，通常也可导致肾实质弥漫性损害，临床表现为急进型肾炎，肾活检病理特征为寡免疫性复合物节段坏死性肾小球肾炎伴新月体形成。由于患者血液中普遍存在抗中性粒细胞胞浆抗体（ANCA），因此也称为ANCA相关性血管炎（AAV）。AAV进展快，如不及时医治易导致死亡或者进展至终末期肾衰竭。导致ANCA产生的病因和机制尚不明确，可能涉及环境、感染、药物和遗传等多种因素。目前很多研究已经证实，ANCA作为诊断小血管炎的血清标志物，具有直接致病性。中性粒细胞是固有免疫系统的重要组成部分，中性粒细胞局部浸润是小血管炎发生的关键。MPO–ANCA和PR3–ANCA可通过Fc受体和Fab2结合活化中性粒细胞，后者释放大量活性氧、化学趋化因子和多种酶引起血管炎症反应和组织损伤。内皮损伤是小血管炎病变的基础，在血管炎发生的过程中，内皮细胞不仅受ANCA、ANCA靶抗原和细胞因子的损伤，内皮细胞活化后还具有趋化中性粒细胞和单核细胞的作用，进一步加重内皮细胞损伤。

ANCA刺激中性粒细胞及单核细胞产生IL-1β、TNF-α、IL-6、IL-8及MCP1。这些细胞因子通过募集和激活白细胞，扩大炎症反应。白细胞从血管腔向血管壁及周围组织的浸润过程需要通过其与内皮细胞表面黏附分子间相互作用。细胞因子IL-1β、TNF-α和IL-6能上调血管内皮黏附分子的表达，活化B细胞和T细胞。体外研究发现，预先用TNF-α处理内皮细胞使其表面黏附分子表达增多，然后用含有中性粒细胞的液体灌注预处理的内皮细胞，内皮细胞可捕获中性粒细胞，并通过选择素引起中性粒细胞的滚动式黏附。在灌注ANCA可使滚动黏附的中性粒细胞更牢固的黏附在内皮细胞并引起细胞渗出，上述过程均依赖于β2-整合素（图9）。抗MPO抗体诱发血管炎的动物模型研究证实，经IL-1β、TNF-α等细胞因子预处理后再给予野生型小鼠抗MPO IgG可诱导白细胞渗出，抗CD18单克隆抗体可抑制抗MPO抗体介导的白细胞黏附或渗出。在Fc受体γ链缺失的小鼠中，抗MPO IgG不能引发血管炎。这些研究表明，抗MPO IgG可能通过Fcγ受体及β2-整合

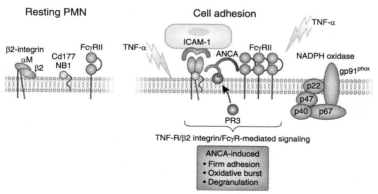

图9　发生ANCA相关性疾病过程中参与的因子

素促进白细胞与内皮细胞间的相互作用。

（编者：孙文娟　审校：孙世仁）

参考文献：Halbwachs L, Lesavre P. Endothelium-neutrophil interactions in ANCA-associated diseases[J]. J Am Soc Nephrol, 2012, 23(9): 1449-1461

肾小管损伤可预测利妥昔单抗治疗ANCA相关性肾小球肾炎的肾脏预后

目前抗中性粒细胞胞浆抗体（ANCA）相关性血管炎和肾小球肾炎（ANCA-GN）的标准治疗方案主要包括环磷酰胺和应用大剂量糖皮质激素，这些药物主要是针对T细胞和B细胞。这种标准治疗可导致严重的副反应，并且是导致患者早期死亡的主要原因。目前研究提示利妥昔单抗（抗CD20单克隆抗体）可能是代替环磷酰胺作为AAV诱导期的比较好的治疗方案。但利妥昔单抗是B细胞抑制剂，仍不清楚其是否也可像环磷酰胺一样有效治疗T细胞介导的损伤。ANCA相关性血管炎患者肾活检的组织病理学特点对于其应用环磷酰胺和激素标准治疗后肾脏预后有预测价值，然而，对于利妥昔单抗治疗的患者是否有同样作用还不清楚。因此，本文作者通过设计一项利妥昔单抗和环磷酰胺治疗ANCA相关性血管炎的随机对照试验，来评价肾组织病理和患者预后之间的关系。

两名对临床数据并不知情的病理学家对30名患者的肾活检组织标本重新进行分析，包括评价T细胞、B细胞、浆细胞浸润及肾小管炎症、间质炎细胞，并进行评分。结果显示：作者没有观察到免疫组织学评分与年龄、性别、eGFR，或需要透析之间存在相关性。然而，在髓过氧化物酶抗中性粒细胞胞浆抗体阳性的患者中肾小管-间质炎症病变更重。应用多重线性回归模型，随访1年后 CD3⁺T细胞小管炎、肾小管萎缩和eGFR相关，甚至在随访2年后，肾小管萎缩（$P < 0.01$）仍旧是预测肾脏预后的独立危险因素（图10）。

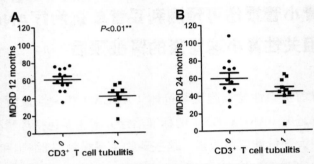

图10　T细胞小管炎和肾功能。根据CD3⁺T细胞小管炎的程度来评价1年（A）和2年（B）肾功能的情况，应用对同种异体移植后肾病肾炎评分的Banff 97来评分

结论：除抗 B 细胞治疗外，直接针对 T 细胞治疗可改善ANCA相关性血管炎的肾脏预后。

（编者：于　艳　审校：张　鹏）

参考文献：Berden A E, Jones R B, Erasmus D D, et al. Tubular lesions predict renal outcome in antineutrophil cytoplasmic antibody–associated glomerulonephritis after rituximab therapy[J]. J Am Soc Nephrol, 2012, 23(2): 313–321

吗替麦考酚酯是否可代替环磷酰胺作为重症狼疮性肾炎的首选治疗

在过去的40年中，随着新型治疗方法的出现，重症狼疮性肾炎（LN）（Ⅲ型/局灶增生性、Ⅳ型/弥漫增殖性和Ⅴ型/膜性）的治疗有了很大的进展，使得成人和儿童狼疮性肾炎患者的肾脏存活率和生存率有所提高。20世纪七八十年代，环磷酰胺（CYC）联合糖皮质激素在重症狼疮性肾炎的诱导和维持期治疗中得到肯定。和NIH（美国国立卫生研究所）方案（CYC 静滴$0.5 \sim 1g/m^2$连续6个月，每3个月重复1次）相比，2002年欧洲狼疮性肾炎试验（ELNT）结果提示应用递减剂量静滴CYC（连续6个月每2周静注500mgCYC）具有相等的效果，且副反应小。此方案的有效性在随后跟踪随访10年中进一步得到验证。ELNT方案将静脉CYC平均总诱导剂量从8.5g减少到3.0g。虽然报道ELNT方案的副反应降低，但还需注意如下的副反应：严重感染、骨髓抑制、性腺毒性、出血性膀胱炎及发生恶性肿瘤的风险。由于CYC的严重不良反应，因此还需寻找其他治疗狼疮性肾炎的方法。

在20世纪90年代初，吗替麦考酚酯（MMF）开始应用于重症狼疮性肾炎诱导和维持期的治疗中。随机对照试验证实MMF在重症狼疮性肾炎诱导期的治疗效果等同，甚至优于静脉CYC，且副反应相对较少。Ginzler等将随机抽取的140名重型狼疮性肾炎患者，其平均血肌酐值1.1mg/dl，给予口服MMF（平均剂量2.7g/d）或静脉CYC（NIH剂量）诱导治疗24周。结果显示MMF组达到完全缓解的人数明显高于静脉CYC组，而CYC组的化脓性感染及住院率更高。

　　鉴于吗替麦考酚酯（MMF）治疗效果良好，且毒副作用小于环磷酰胺（CYC），因此本文作者认为MMF应作为重症狼疮性肾炎诱导期和维持期的首选治疗，尤其在育龄期女性和非亚洲区人中。但对于发展中国家而言，MMF花费仍高，患者依从性差，因此对于儿童及表现为急进性肾小球肾炎/新月体肾炎的LN患者中，仍应给予CYC方案。

（编者：于 艳 审校：张 鹏）

参考文献：Hogan J, Schwenk M H, Radhakrishnan J. Should mycophenolate mofetil replace cyclophosphamide as first-line therapy for severe lupus nephritis?[J]. Kidney Int, 2012, 82(12): 1256-1260

Ⅳ型狼疮性肾炎的两种亚型肾脏结局无差异

最新的狼疮性肾炎的病理分型是2003年的国际肾脏病学会和肾脏病理学会（ISN/RPS）分类标准。与既往分类标准相比，最显著的区别是对Ⅳ型狼疮性肾炎分为2种亚型，分别为Ⅳ-S和Ⅳ-G，Ⅳ-S表现为超过50%肾小球的节段性病变；Ⅳ-G表现为超过50%肾小球的球性病变。尽管最初报道Ⅳ-S和Ⅳ-G对治疗结局无明显差异，但是，短期随访研究表明环磷酰胺治疗Ⅳ-S效果较好。目前仍不清楚Ⅳ型狼疮性肾炎的亚型（Ⅳ-S和Ⅳ-G）是否影响肾脏结局。

本研究收集了MEDLINE、EMBASE文献，并进行meta-分析，包括5个登记的临床试验、随机对照研究和队列研究，采用2003年国际肾脏病学会和肾病病理学会的成人狼疮性肾炎的诊断标准。终点事件包括血肌酐值翻倍或ESRD。其中8个研究有终点事件的数据，终点事件的发生率0～67%。漏斗图和Egger检验均显示无显著异质性。Meta-分析结果表明，Ⅳ型狼疮性肾炎的亚型，即Ⅳ-S和Ⅳ-G，其终点事件发生率无明显差异（Ⅳ-S和Ⅳ-G，RR=1.08；95% CI是0.68～1.70）。Meta-回归分析表明，种族和延长随访时间不会影响狼疮性肾炎Ⅳ-S和Ⅳ-G的肾脏结局。

总之，Ⅳ型狼疮性肾炎的两种亚型（Ⅳ-S和Ⅳ-G）在血肌酐值翻倍或ESRD的发生率方面无明显差异。

（编者：马　峰　审校：黄　晨）

参考文献：Haring C M, Rietveld A, van den Brand J A, et al. Segmental and global subclasses of class IV lupus nephritis have similar renal outcomes[J]. J Am Soc Nephrol, 2012, 23(1): 149-154

抗-DNA自身抗体直接结合肾小球基底膜导致实验性狼疮性肾炎的研究

抗-DNA抗体可引起小鼠肾小球肾炎和人类系统性红斑狼疮。抗双链-DNA（dsDNA）是诊断狼疮性肾炎最重要的血清学标志，但是抗-双链DNA抗体引起狼疮肾炎的机制尚不清楚。最近多项研究表明，抗双链-DNA抗体必须和肾小球基底膜或系膜基质的染色质结合并形成沉积物，才能诱发狼疮性肾炎。该研究拟通过狼疮性肾炎动物模型探讨抗双链DNA抗体和肾小球基底膜直接结合是否是导致狼疮性肾炎的始动因素。给小鼠同时注射IgG单抗和（或）DNA或染色质特异性相近但IgG各亚型与基膜的亲和力不同的杂交瘤。单独注射能和基底膜结合的双链DNA抗体能和肾小球基底膜结合，并激活补体诱导蛋白尿。而同时注射非基底膜结合的双链DNA抗体则不能。基底膜结合的双链DNA和硫肝素蛋白多糖，并不是和染色质共定位于肾小球基底膜和系膜基质的。双链DNA抗体和其抗原在肾小球基底膜或系膜基质直接结合是肾小球肾炎的始动因素，继而加速了肾小球免疫复合物形成。因此，在肾小球基底膜和系膜基质处抗-DNA抗体和抗原的结合是引起炎症的关键，同时也促使了狼疮性肾炎中免疫复合物的形成。研究提示肾小球的抗-DNA抗体可特异性和基底膜及系膜基质中抗原发生交叉发应，可以说明抗双链-DNA抗体阳性的系统性红斑狼疮患者更易患狼疮性肾炎。

（编者：姜亚丽　审校：杜　锐）

参考文献：Krishnan M R, Wang C, Marion T N. Anti-DNA autoantibodies initiate experimental lupus nephritis by binding directly to the glomerular basement membrane in mice[J]. Kidney Int, 2012, 82(2): 184-192

CXCR4/CXCR7/SDF-1 途径是人及小鼠志贺毒素相关溶血性尿毒症综合征的发病机制

溶血性尿毒症综合征（hemolytic-uremic syndrome, HUS）是由多种病因引起血管内溶血的微血管病，临床以溶血性贫血、血小板减少和肾衰竭为特点。本病可见于各种年龄段，以婴幼儿及学龄儿童多见，是婴儿期急性肾衰竭的主要病因之一。典型病例常由于胃肠道大肠杆菌O157：H7感染引起的，该病菌产生的志贺毒素（Stx）可诱发溶血性贫血、血小板减少和肾脏损伤。研究发现Stx介导的内皮细胞表型变化和HUS的发病机制密切相关，是引发HUS各种病理表现的主要因素。

CXCR4/CXCR7/SDF-1通路在肾脏及内皮细胞的生物学功能中发挥重要作用，从而提示CXCR4/CXCR7/SDF-1通路在Stx介导的病理过程中可能有意义。该课题组前期研究发现，CXCR4、CXCR7及它们共同的配体SDF-1与Stx介导的病理过程有着密切的联系。该研究发现：经Stx处理的人微血管内皮细胞，CXCR4、CXCR7及SDF-1的表达会明显的升高，同时伴有 Stx A亚基被激活、转录增强及mRNA的稳定性提高。此外，Stx还能够增强CXCR4、CXCR7及SDF-1与核糖体的结合。通过内皮细胞的体外通透性实验可发现，CXCR4/CXCR7/SDF-1通路能够增强Stx介导的内皮细胞损伤。利用小鼠构建的动物模型也表明，注射Stx后，血浆及组织中CXCR4、CXCR7及SDF-1水平发生变化。而利用AMD3100（CXCR4的拮抗剂）抑制CXCR4和SDF-1之间的相互作用后，内皮细胞的活性降低、器官损伤减轻以及动物的生存率提高。通过检测大肠杆菌O157：H7感染的儿童的血标本，发现血浆中SDF-1的水平在HUS患儿体内明显升高。

综上所述，CXCR4/CXCR7/SDF-1通路在Stx介导的病理过程中起到了十分重要的作用，为今后临床治疗大肠杆菌O157：H7感染提供了新的治疗策略。

（编者：吴卫妮　审校：孙世仁）

参考文献：Petruzziello-Pellegrini T N, Yuen D A, Page A V, et al. The CXCR4/CXCR7/SDF-1 pathway contributes to the pathogenesis of Shiga toxin-associated hemolytic uremic syndrome in humans and mice[J]. J Clin Invest, 2012, 122(2): 759-776

尿白蛋白可预测2型糖尿病患者的心血管事件风险

目前认为微量（尿白蛋白排泄量20～200 μg/min）或者大量白蛋白尿（尿白蛋白排泄量>200 μg/min）的2型糖尿病患者的心血管死亡风险是尿蛋白量较少的人群的2～12倍。而认为当尿白蛋白排泄量<20 μg/min时，糖尿病患者与普通人群的心血管风险一样。然而，在临床应用过程中发现有95%的患者尿白蛋白排泄量<20 μg/min。那么对于糖尿病人群来说，这样的尿蛋白排泄量是否与心血管风险相关，尚不明确。

为此，本研究进行了大样本的队列研究。本实验的研究对象包括1208名高血压、接受ACEI类药物治疗的正常蛋白尿的2型糖尿病患者，随访时间为9.2年（6.16～9.86年）。主要研究终点是第一次发生致命或者非致命的心肌梗死、中风、冠状动脉、颈动脉或者外周动脉血管重塑，因心衰住院治疗。结果显示：有189名（15.6%）患者出现了上述主要终点事件（2.12事件/100患者年），其中24个是致命的心肌梗死。蛋白尿成为独立危险因素，预测主要终点事件的发生（HR 1.05，95%CI是1.02～1.08）。二次多变量分析提示白蛋白尿与主要终点事件之间存在连续性非线性关系。回顾整个研究人群，与尿白蛋白<1 μg/min相比，即使是在1～2 μg/min，心血管事件发生的风险也明显增加（HR 1.04，95%CI是1.02～1.07）（图

11）。但是在那些早期就接受ACEI类药物治疗的人群中，主要终点事件发生率并没有明显与蛋白尿相关。

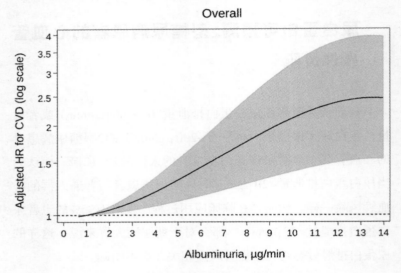

图11　尿白蛋白排泄量与慢性心脏病的相关性

因此，在尿蛋白量正常的2型糖尿病患者中，任何程度的尿微量白蛋白量都会增加心血管风险。但早期应用ACEI类药物可以降低这一风险。

（编者：赵丽娟　审校：何丽洁）

参考文献：Ruggenenti P, Porrini E, Motterlini N, et al. Measurable urinary albumin predicts cardiovascular risk among normoalbuminuric patients with type 2 diabetes[J]. J Am Soc Nephrol, 2012, 23(10): 1717-1724

循环中TNF受体可预测2型糖尿病患者ESRD的发生

天然免疫系统的激活和慢性微炎症在2型糖尿病的发病机制中至关重要。随着前炎症因子如TNF α等的聚集，2型糖尿病的风险也相应增加。然而，这些联系背后的发病机制仍未完全阐明。因此，研究者考虑是否慢性炎症也促进了2型糖尿病并发症例如终末期肾脏病（ESRD）的发生。从1990年开始，研究者纳入了410例2型糖尿病患者来进行糖尿病肾病的研究。在12年的追踪观察中，有59例进展至ESRD（17个/1000患者年），84例死亡，死亡原因并非ESRD（24个/1000患者年）。研究开始研究者就测量了系统性炎症、内皮功能、TNF通路的血浆标志物。在这些因子中，只有TNF受体1和2与ESRD的发生风险有关，其中TNF受体1与ESRD相关性更强。12年后最高的TNF受体1四分位数患者累积ESRD发病率为54%，其他患者中只有3%。风险比率分析显示，TNF受体1预测ESRD的风险甚至在调整临床协变量（例如尿白蛋白排泄率）后仍然有效。血浆中TNF受体1浓度对于预测ESRD优于其他临床变量。TNF受体浓度与非ESRD的死亡也有一定关联（表4）。

结论：在伴或不伴蛋白尿的2型糖尿病患者中，循环TNF受体升高程度可高度预测ESRD的发生。

表4 2型糖尿病患者依据血浆中TNF通路因子四分位数从基线水平变化
预测ESRD发生的8～12年追踪观察

Quartile[a]	Number of Patients	Incidence Rate[b]			
		Free TNFα	Total TNFα	TNFR1	TNFR2
Q1	102	3(3)	0	0	0
Q2	102	7(7)	3(3)	1(1)	2(2)
Q3	103	12(11)	11(11)	5(5)	5(5)
Q4	101	49(38)	68(45)	84(53)	78(52)
P for trend[c]		$<10^{-11}$	$<10^{-12}$	$<10^{-12}$	$<10^{-12}$

（编者：孟　瑞　审校：许国双）

参考文献：Niewczas M A, Gohda T, Skupien J, et al. Circulating TNF receptors 1 and 2 predict ESRD in type 2 diabetes[J]. J Am Soc Nephrol, 2012, 23(3): 507-515

抑制miR-192可改善糖尿病肾病肾脏纤维化

糖尿病肾病（DN）是糖尿病的一种常见微血管并发症，也是终末期肾脏病（ESRD）的最主要病因，临床主要表现为微量蛋白尿、蛋白尿和进行性肾功能障碍，其病理特点是足细胞缺失、系膜细胞（MC）肥大、肾小球基底膜增厚和细胞外基质（ECM）过度沉积引起的肾间质纤维化。TGF-β_1在糖尿病患者的多种肾细胞中表达增多，介导多种促炎过程的发生。因此，TGF-β_1被认为是治疗DN的主要靶标，但考虑到TGF-β_1在机体中发挥着多种生理作用，在发挥治疗作用的同时也会出现一些不足。所以，进一步探究TGF-β_1介导的促纤维化的相关分子机制有望寻找到更有效的治疗途径。既往研究发现TGF-β_1可以上调糖尿病肾病小鼠肾小球系膜细胞和肾小球miR-192表达水平，而miR-192不仅可以作用于E-box增加胶原的表达，而且可以调节其他的miRNAs，提示miR-192可能成为治疗糖尿病肾病的新靶点。美国加利福尼亚州Sumanth Putta等研究了miR-192的抑制剂-核酸锚定的miR-192（LNA-anti-miR-192）在糖尿病肾病小鼠中的作用，发现LNA-anti-miR-192显著降低了正常小鼠和链脲佐菌素诱导的糖尿病肾病小鼠肾脏中miR-192的表达水平。抑制miR-192可以抑制糖尿病肾病小鼠的蛋白尿和纤维化程度，其中纤维化标志物

TGF-β、Ⅰ型和Ⅳ型胶原及纤连蛋白（FN）显著减少，提示其可能是增加靶基因Zeb1/2的表达水平（图12）。本研究证实特异性减少miR-192的表达可以减轻肾脏纤维化，为治疗糖尿病肾病提供了新的治疗靶点。

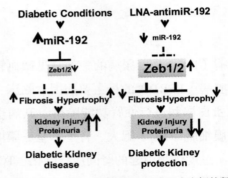

图12　LAN-anti-miR-192在糖尿病肾病小鼠模型中发挥的肾脏保护作用

（编者：赵阿丽　审校：黄　晨）

参考文献：Putta S, Lanting L, Sun G, et al. Inhibiting microRNA-192 ameliorates renal fibrosis in diabetic nephropathy[J]. J Am Soc Nephrol, 2012, 23(3): 458-469

糖尿病中eNOS缺失易造成足细胞损伤

糖尿病肾病最早的病理生理变化是肾小球高滤过和肾小球肥大，最终会出现肾小球硬化、肾小动脉硬化和肾动脉硬化等血管性病变，也可出现肾间质的损害。糖尿病肾病是成人慢性肾衰竭的主要病因之一，但目前其发病机制尚未完全阐明。研究表明，肾小球脏层上皮细胞即足细胞在糖尿病肾病蛋白尿的进展过程中起到重要的作用。

在人体和动物模型中发现：内皮一氧化氮合酶（endothelial nitric oxide synthase，eNOS）的缺失可以促进糖尿病肾病的发生，但是其潜在机制尚不清楚。加拿大圣米高医院Andrew Advani等对糖尿病小鼠中肾小球毛细血管增生及其对邻近足细胞的作用进行了研究。结果发现：在C57BL/6 和 eNOS-/-小鼠中，链脲佐菌素诱导的糖尿病增加了肾小球毛细血管体积。在抑制血管内皮生长因子受体后，虽然C57BL/6糖尿病小鼠和eNOS-/-糖尿病小鼠的肾小球毛细血管扩张均受到抑制，但仅有C57BL/6糖尿病小鼠的蛋白尿减少。在eNOS-/-糖尿病小鼠模型发育至两周时就可发生急性足细胞病变和严重的蛋白尿，使用卡托普利或者氯沙坦能阻止这种反应。体外研究发现：eNOS-/-糖尿病小鼠的血清可以使足细胞的肌动蛋白重排增加。此外，来源于肾小球内皮细胞eNOS-/-的调整培养基在高糖和血管紧张素Ⅱ的共同作用下可以激活足细胞的RhoA表达（图13）。同时，这些结果提示了eNOS缺失和高血糖可以共同作用于足细胞，造成足细胞损伤，强调了在糖尿病肾病的发生过程中内皮细胞和足细胞的相互作用十分重要。因此，寻找调节二者相互作用的主要分子将为糖尿病肾病患者的治疗提供新的策略。

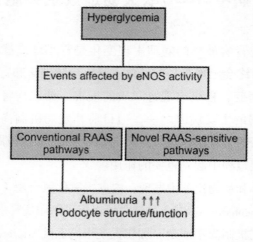

图13　eNOS在糖尿病肾病过程中对足细胞结构功能的调节

（编者：吴卫妮　审校：孙世仁）

参考文献：Yuen D A, Stead B E, Zhang Y, et al. eNOS deficiency predisposes podocytes to injury in diabetes[J]. J Am Soc Nephrol, 2012, 23(11): 1810–1823

足细胞上维生素D受体信号可以阻止糖尿病肾损伤

糖尿病是一种常见的、多发的代谢性疾病，可伴有心、脑、肾、血管等器官的损害，肾脏受累时，可出现水肿、蛋白尿等一系列临床症状。维生素D及其类似药物具有减少蛋白尿的作用，肾脏足细胞可表达维生素D受体，对于是否可以用维生素D受体信号来解释其肾脏的保护作用，目前仍然未知。为了研究此问题，Wang及其同事在DBA/2J小鼠肾脏足细胞应用2.5kb podocin启动子靶向标记示踪N端具有Flag基因序列的人维生素D受体。与野生型对照组小鼠相比，经链脲佐菌素诱导的糖尿病转基因小鼠尿中蛋白含量明显减少。在转基因小鼠中，小剂量维生素D类似物度骨化醇可以抑制尿中蛋白含量，明显减少足细胞丢失和凋亡，降低肾小球纤维化，但是在野生型小鼠的进展性糖尿病肾病模型中，这些作用似乎并不明显。此外，利用转基因技术，在维生素D受体敲除小鼠足细胞上重建人维生素D受体，可明显改善其严重糖尿病相关的肾损害。在培养的细胞中，1,25-二羟维生素D可以通过阻断P-38和ERK介导的促凋亡通路抑制高糖诱导的足细胞凋亡。

综上所述，足细胞上维生素D或维生素D受体信号在阻止糖尿病肾损伤中发挥着关键作用。

（编者：车明文　审校：王汉民）

参考文献：Wang Y, Deb DK, Zhang Z, et al. Vitamin D receptor signaling in podocytes protects against diabetic nephropathy[J]. J Am Soc Nephrol, 2012, 23(12): 1977-1986

肝X受体活化抑制骨桥蛋白，改善糖尿病肾病

骨桥蛋白（OPN）是一种分泌型细胞外基质蛋白，被认为是细胞免疫的主要成分，主要由巨噬细胞分泌，通过调节单核细胞黏附、迁移和炎性基因的表达参与巨噬细胞的募集与活化。当发生粥样硬化改变时，巨噬细胞大量分泌OPN，平滑肌细胞和内皮细胞也可少量分泌。研究发现血浆OPN的水平与冠状动脉粥样硬化的范围密切相关，此外，2型糖尿病患者的OPN水平也明显升高，发挥促炎作用和单核细胞趋化作用。人工合成的肝X受体（LXRs）是胆固醇、游离脂肪酸和糖代谢过程的主要调节物质，其激动剂可以抑制多种促炎因子的作用，其中包括骨桥蛋白，但LXR的活化是否可以调节糖尿病肾病尚不清楚。日本Hiromi Tachibana等给链脲佐菌素诱导的糖尿病小鼠注射了LXR激动剂T0901317，研究其在糖尿病肾病中的作用。研究发现：LXR激动剂在不改变血糖水平的情况下，不仅减少了尿白蛋白排泄，而且抑制了巨噬细胞的浸润、肾小球系膜基质的沉积以及间质纤维化。LXR的活化抑制了炎症介质的基因表达，包括肾皮质中的OPN。体外实验发现：LXR活化可以通过抑制AP-1依赖的OPN启动子的转录激活抑制近端小管上皮细胞中OPN的表达。这些结果表明：利用LXR激动剂抑制OPN表达及巨噬细胞浸润发挥抗炎作用有望成为治疗糖尿

病肾病的新策略。

（编者：赵阿丽　审校：黄　晨）

参考文献：Tachibana H, Ogawa D, Matsushita Y, et al. Activation of liver X receptor inhibits osteopontin and ameliorates diabetic nephropathy[J]. J Am Soc Nephrol, 2012, 23(11): 1835–1846

小鼠急性内毒素血症可诱导肾脏megalin和cubilin的表达下调

脓毒症（sepsis）是指由感染(有细菌存在或有高度可疑感染灶)引起的全身炎症反应综合征，常见临床症状包括高热或体温降低、心动过速、呼吸增快、血白细胞增多或减少等。

严重脓毒症经常伴随出现以肾小管功能障碍为特征的急性肾衰竭和白蛋白尿。Schreiber及其同事研究白蛋白尿是否是由于近端肾小管对滤过的蛋白胞饮作用减弱所引起的，以及在实验性重症内毒素血症中megalin和cubilin的调节变化。megalin和cubilin是负责蛋白重吸收的两种关键的多配体受体。在小鼠腹腔内注射脂多糖可以引起时间和剂量依赖性的抑制megalin和cubilin的表达，并且与血浆中蛋白水平的下降和尿液中蛋白排泄量的增加相一致。将大鼠的肾皮质切片和脂多糖共同孵育，也可以引起megalin和cubilin的mRNA表达减少。而且，在鼠科动物的原代近端肾小管细胞中，脂多糖可以抑制megalin和cubilin的mRNA表达，减少这些细胞对用荧光素标记的蛋白的吸收。此外，在缺血/再灌注诱导的急性肾衰竭中，尿液中蛋白的增加与megalin、cubilin表达的减少相一致。

综上所述，本研究表明在实验性内毒素血症时megalin和cubilin的表达减少，与肾脏缺血再灌注损伤时相一致。在某种程度上，急性肾衰竭期间megalin和cubilin表达的下调，可能导致尿中白蛋白排泄水平的增加。

（编者：车明文　审校：王汉民）

参考文献：Schreiber A, Theilig F, Schweda F, et al. Acute endotoxemia in mice induces downregulation of megalin and cubilin in the kidney[J]. Kidney Int, 2012, 82(1): 53-59

顽固性高血压治疗的新进展

尽管目前有多种降压药物可供选择，并且制订了改善不良生活方式以控制高血压的策略，但是成功治疗高血压还是有一定的难度。高血压人群中5%～30%属于顽固性高血压。其原因众所周知，包括依从性较差、白大衣效应、药物抵抗（如非甾体类抗炎药物）、降压药物的选择不当等。排除以上因素，仅有约10%的患者为真正的顽固性高血压。虽经联合用药，仍有一部分顽固性高血压患者的血压控制不达标。推测这些患者对常见的抗高血压药物，如RAAS阻断剂、二氢吡啶类钙通道阻滞剂以及利尿剂发生抵抗，有其病理生理学基础。本文分别对顽固性高血压的新药物治疗和新介入手段进行综述。

在过去几年，已经研究并发现了一些干预高血压的新的信号通路和病理生理机制。一些新的药理学靶向分子治疗在糖尿病、充血性心力衰竭、慢性肾脏病、肺动脉高压等疾病中已经进行了研究，但目前详细的分子学机制尚不清楚。双重作用的血管肽酶抑制剂，除血管紧张素转换酶外，还有另外两个锌金属蛋白酶-脑啡肽酶（也称为中性肽酶内切酶）和内皮素转换酶。这三种酶的结合不但能够治疗顽固性高血压，而且通过增强抗增殖、抗纤维化及抗炎作用可减少靶器官的损害。虽然一些脑啡肽酶和血管紧张素转换酶抑制剂（如血管活性肽酶抑制剂）已经研发，但是只有少数进入到临床研发阶段。抑制脑啡肽酶主要通过增强利尿、利钠、内源性血管舒张等作用降低血压。但是单独的脑啡肽酶降压作用很弱，因为脑啡肽酶抑制剂同时也增加了几个不同缩血管肽的浓度（如血管紧张素-2和内皮素-1）。利钠肽被认为是一个潜在的降血压的药物，内源性的利钠肽可通过增强利尿、促进钠的排泄舒张血管，进而成为潜在的降压药物。内皮素转化酶是内皮素系统的一个关键的肽酶，这种酶将无活性的内皮素-1切割转化为活化的内皮素-1，并与内皮素A型受体结合，从而发挥其血管收缩作用。

醛固酮合成酶抑制剂，也称盐皮质激素受体阻滞剂（即醛固酮拮抗剂），如：安体舒通、依普利酮。醛固酮是人体内最重要、作用最强的盐皮质激素，研究证实除了与盐皮质激素受体结合调控机体水盐代谢，还通过非基因途径促进了炎症和氧化应激等发生，这种非基因效应在顽固性高血压的发病中起着重要作用。螺内酯作为醛固酮拮抗剂，可以减少水钠潴留，降低血压，特别是和噻嗪类利尿药合用，可以增强降压效果、减少血钾紊乱、阻断醛固酮逃逸现象。这两种药不仅对原发性醛固酮增多症有效，而且对顽固性高血压仍有效。然而，安体舒通对盐皮质激素受体的选择性较差，且有孕激素依赖型和雄性激素依赖型的副作用，如男性乳房发育等。而依普利酮对盐皮质激素受体高度选择，与安体舒通相比较副作用较少。这两种药物均可导致高钾血症，特别是在肾功能不全伴或不伴糖尿病患者中发生高钾血症，但是依普利酮高钾血症发生率低。为了减少醛固酮的浓度避免其副作用，一种新的治疗手段即醛固酮合成酶可以防止基因和非基因途径的激活。

内皮素受体拮抗剂：内皮素-1是一种强效的内皮衍生的

血管收缩肽，它通过内皮素A和内皮素B受体，介导血管收缩和炎症反应。Bosentan是一种口服的内皮素A和内皮素B受体拮抗剂，适合长期治疗。内皮素–受体拮抗剂已用于治疗肺动脉高压引起的顽固性高血压。与安慰剂相比，Bosentan能够显著降低血压，这一结果在一些顽固性高血压患者中已经得到证实。其副作用主要是血清转氨酶升高、水肿、水潴留。

一氧化氮是一种强有力的血管扩张剂。临床上硝酸盐对治疗高血压长期效果是有限的，其作用是短暂的。为了克服其转为有机硝酸盐这种活化形式，目前研究的重点是直接释放一氧化氮药物，如亚硝基–氧化氮，该药目前还处于临床试验前阶段。

应用于临床前的一些新药物包括非肽类的肾素受体拮抗剂（即肾素原受体阻滞剂）和血管紧张素转化酶–2的激活剂，能够降解血管紧张素–2而生成血管紧张素1–7。

目前对于顽固性高血压的非药物治疗，主要包括两种介入治疗方法：一种是刺激颈动脉窦压力感受器，大量的研究证明这种方法对顽固性高血压总体来说是一种疗效好、副作用少的降压方案，能降低心血管事件；另外一种是肾脏交感神经射频消融术，肾交感神经活动调节血压的直接作用是通过支配肾小管活动减少尿钠排泄，间接作用是通过神经反射增加肾素释放和肾血管阻力。动物研究证实，长期肾交感神经刺激和肾动脉去肾上腺灌注，可引发持续性高血压，而高血压患者发病初期，肾交感神经活动可引起肾血管阻力增加，导致肾血流减少。高血压时脑皮质、延髓交感神经冲动增强，使肾交感神经冲动增加，引起长期的水钠潴留，细胞外液增加使得血压持续在高水平，以上理论基础使研究者认为，对顽固性高血压患者的肾脏交感神经活性的干预可作为一个重要的靶点。并且多个临床研究结果表明手术操作过程安全且能有效地降低血压及心脑血管病的风险，改善患者的整体预后。

　　总体而言，新型降压药物的临床研发比预期更困难。在非药物方面，肾脏交感神经射频消融术已经证实对药物治疗效果不佳的顽固性高血压起到降压作用，且这种治疗总体上是安全的。

（编者：朱君玲　审校：张　鹏）

参考文献：Laurent S, Schlaich M, Esler M. New drugs, procedures, and devices for hypertension[J]. Lancet, 2012, 380(9841): 591–600

小鼠Corin基因缺陷导致盐敏感性高血压

高血压是一种常见的心血管疾病，高盐饮食一直被认为是高血压的危险因素之一，但其机制尚不清楚。心房钠尿肽（ANP）在控制血压和水盐平衡中起重要作用。研究发现高盐饮食可使小鼠血浆中的ANP升高，而ANP或其受体敲除可引起小鼠血压升高。

Corin是一种特异分布于心脏的丝氨酸蛋白酶，可通过激活ANP促进尿钠排泄。Corin敲除小鼠可阻止前心钠肽（pro-ANP）转换为ANP，引起高血压和心肌肥厚。同样的，Corin缺失可引起人类高血压疾病的发生。该课题研究了高盐饮食中corin对调节血压和钠稳态的作用。结果发现：与野生型小鼠相比，高盐饮食（4%氯化钠）的corin敲除小鼠血压升高显著，尿钠排泄受损、体重增加，但血浆肾素或血清醛固酮水平没有升高。高盐饮食的基因敲除小鼠给予阿米洛利（一种可抑制肾脏对钠重吸收的上皮细胞钠离子通道拮抗剂）治疗后，尿钠排泄增加、体重恢复、血压降低。因此，小鼠体内corin的缺乏可使肾脏对高盐饮食的反应受损，提示corin基因缺陷可以导致盐敏感性高血压的发生。

（编者：梁　维　审校：王汉民）

参考文献：Wang W, Shen J, Cui Y, et al. Impaired sodium excretion and salt-sensitive hypertension in corin-deficient mice[J]. Kidney Int, 2012, 82(1): 26-33

Asp76Asn变异的β2-微球蛋白导致的遗传性系统性淀粉样变性

β2-微球蛋白是人类HLA I 类复合物的轻链，分子量为11 815D，主要通过肾脏清除，成人每天大约清除200mg。终末期肾脏病血液透析患者血浆中β2-微球蛋白的浓度从正常1～2mg/L至50～70mg/L。血液透析相关性淀粉样变性病是一种严重的、顽固的、难治性疾病，主要与β2-微球蛋白淀粉样纤维沉积在骨骼和关节有关，可导致关节疼痛、肿胀和病理性骨折。β2-微球蛋白淀粉样纤维在内脏沉积比较罕见。目前对β2-微球蛋白的正常结构和功能已有很好的认识，其在纤维形成中的作用也被广泛的研究。虽然在体外将野生型β2-微球蛋白转化成淀粉样纤维十分困难，但是已经有学者对许多重组的β2-微球蛋白变异株进行了研究，并且对纤维形成的可能机制提出了假设。

本文报道了一个由常染色体显性遗传性系统性淀粉样变性导致的伴有慢性进展性胃肠道症状和自主神经疾病的家系。这种淀粉样蛋白是由Asp76Asn变异的β2-微球蛋白构成。与由持续高浓度的野生型β2-微球蛋白刺激所导致的血液透析相关性淀粉样变不同，此种遗传性系统性淀粉样变的患者肾功能和血液β2-微球蛋白的含量都是正常的。这种Asp76Asnβ2-微球蛋白变异体在热力学上表现不稳定，在体外模拟生理条件下极易发生纤维溶解。之前对 β 2-微球蛋白聚集体进行的研究并未发现有这种单个基团变异的淀粉样变。对 β 2-微球蛋白变异体的生物物理学特性，包括它的 1.40-Å以及三维结构进行广泛研究，可进一步阐明纤维形成和蛋白错误折叠的发生过程。

（编者：朱君玲　审校：张　鹏）

参考文献：Valleix S, Gillmore J D, Bridoux F, et al. Hereditary systemic amyloidosis due to Asp76Asn variant beta2-microglobulin[J]. N Engl J Med, 2012, 366(24): 2276-2283

功能性多囊蛋白-1的数量决定常染色体显性多囊肾病的病变程度

常染色体显性多囊肾病（ADPKD）是最常见的单基因遗传性肾脏疾病，由于PKD1或PKD2基因的突变，导致囊肿形成，通常于中年期进入终末期肾病。然而，这种疾病的临床表现多种多样，直到老年有些患者仍具有足够的肾功能。最近研究资料表明，此病对突变基因具有数量依赖性，不完全外显等位基因影响该病的严重程度。为此，Hopp及其同事建立了一种类似该疾病病理变化的基因敲除小鼠模型，已经证实PKD1 p.R3277C（RC）基因是可以改变常染色体显性多囊肾病表现型的亚等位基因。当Pkd1+/null小鼠肾脏正常时，Pkd1RC/null小鼠肾脏囊肿进行性形成，而Pkd1RC/RC小鼠肾脏囊肿逐渐形成。这些动物模型都相应的模拟了ADPKD一系列表现型的病理生理变化特点，强调了囊肿形成与突变基因数量之间的关系。此外，Hopp及其同事首次阐明了p.R3277C是一个温度敏感的折叠/转运突变基因，ADPKD的发病机制涉及集合管初级纤毛长度的缺陷和细胞器的病变。

综上所述，本研究突出了常染色体显性多囊肾病中，反义突变体在改变疾病表现型中的重要作用，并提供了一个直系同源的PKD1型常染色体显性多囊肾病动物模型及合适的治疗性试验。

（编者：车明文　审校：王汉民）

参考文献： Hopp K, Ward C J, Hommerding C J, et al. Functional polycystin-1 dosage governs autosomal dominant polycystic kidney disease severity[J]. J Clin Invest, 2012, 122(11): 4257-4273

西罗莫司对mTOR信号通路和多囊肾的剂量依赖性的作用

由PKD1或PKD2基因突变引起的常染色体显性遗传性多囊肾（ADPKD）是肾衰竭的主要原因，约85%的患者发生PKD1基因突变，该基因可以编码多囊蛋白-1，在细胞膜上形成多蛋白复合物，参与细胞-细胞、细胞-基质间的相互作用及信号转导。因其形成数千的上皮源性囊肿和纤维化，常常表现为肾功能的迅速恶化，患者常在成年时即发生肾衰竭。哺乳动物类雷帕霉素靶蛋白（mTOR）在调节细胞生长中发挥重要的作用，研究证实mTOR对多囊肾病动物模型有积极作用，如mTOR抑制剂可以有效抑制囊肿生长并维护肾功能，然而，关于AKPKD患者的两项临床研究并没能证实mTOR抑制剂对早期和进展期患者有短期作用，这可能与治疗期间疾病的分期和mTOR抑制剂剂量有关。荷兰莱顿大学医学中心Zlata Novalic等研究了两种PKD1突变小鼠不同病变时期常规小剂量（3ng/ml）和大剂量（30~60ng/ml）西罗莫司对mTOR活性和肾脏囊性疾病的作用。在疾病早期，给予大剂量西罗莫司明显减少肾组织中mTOR活性，抑制囊肿生成，加速囊肿消退，抑制肾脏纤维化和免疫细胞的浸润。相反，小剂量西罗莫司治疗并不能减轻肾脏囊性病变，且mTOR活性的标记分子p-S6RpSer240/244在肾脏中的水平呈现多样性，而肾囊肿的表型与肾脏内的mTOR活性密切相关，可见长期小剂量的西罗莫司并不足以抑制肾囊肿组织中的mTOR活性。增加生物利用度或特异性靶向抑制肾脏中的mTOR活性可能成为多囊肾的潜在疗法。

（编者：赵阿丽　审校：黄　晨)

参考文献：Novalic Z, van der Wal A M, Leonhard W N, et al. Dose-dependent effects of sirolimus on mTOR signaling and polycystic kidney disease[J]. J Am Soc Nephrol, 2012, 23(5): 842-853

抗生素留置导尿管不能降低泌尿系感染的发生率

泌尿系感染与术中、术后或重危患者留置导尿管相关，也是世界各地医院内发生获得性感染的第二大主要原因。保守估计美国2010年约145 000名成人受累，在菲律宾新置导管中47%的患者出现感染。导管相关性泌尿系感染（CAUTI）会增加医疗花费。据报道，诸如减少使用留置导管、确保置管时无菌操作、缩短保留导管时间的预防措施，可使CAUTI的发生率降低50%。抗微生物涂层的导管可延迟细菌侵入，较常见的有银合金涂层导管和呋喃西林浸渍导管，均可抑制尿病原体。Cochrane综述报道，尽管这些能减少尿中细菌数量，但对治疗症状性CAUTI的有效性和避免使用抗生素方面的作用还不清楚。

该研究目的是：与标准聚四氟乙烯（PTFE）留置导管相比，明确短期常规使用抗生素导尿管是否能降低CAUTI的风险。作者使用双盲多中心随机对照试验，在24家英国医院纳入成人（年龄≥16岁）院内需要短期（≤14d）留置导管的患者。通过远程计算机将参与者按1∶1∶1比例随机分配到银合金涂层导管，呋喃西林浸渍导管或PTEE涂层导管（对照组）。随机化后6周，研究者通过采集患者调查问卷获得数据。主要研究结果是经使用6周抗生素后，症状性泌尿系感染的发生率。本研究设定CAUTI 3.3%的绝对降低率有足够的好处，进而推荐常规使用抗生素导管。结果表明，与对照组比较（271/2144，12.6%），银合金涂层导管组中（263/2097，12.5%）出现主要结果（差异-0.1%〔95%CI是 -2.4-2.2〕）；呋喃西林浸渍导管组中（228/2153，10.6%）出现主要结果（-2.1%〔95%CI是-4.2-0.1〕）。与其他组相比，导管相关性不适的发生率在呋喃西林浸渍导管组中高（图14）。

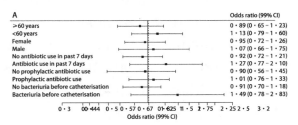

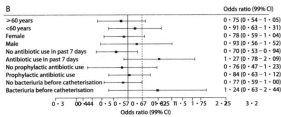

图14　随机化后6周，银合金涂层导管组和对照组比较（A）和呋喃西林浸渍导管组和对照组比较（B）导管相关性泌尿系感染

　　总的来说，银合金涂层导管不能有效降低症状性CAUTI的发生率。常规短期内置入呋喃西林浸渍导管无临床意义。此试验不支持常规应用抗生素浸渍导管。

（编者：于　艳　审校：张　鹏）

参考文献：Pickard R, Lam T, Maclennan G, et al. Antimicrobial catheters for reduction of symptomatic urinary tract infection in adults requiring short-term catheterisation in hospital: a multicentre randomised controlled trial[J]. Lancet, 2012, 380(9857): 1927-1935

环丙沙星7天疗法有效治疗急性肾盂肾炎

急性肾盂肾炎是所有年龄段女性最常见的感染性疾病。临床上一直认为,复方新诺明或者喹诺酮类药物的2周疗法可以有较好的临床和细菌治愈率。因此,既往认为,抗生素的14d疗法是比较合适的治疗方法。但是其最常见的致病菌大肠埃希菌的耐药性也越来越多。有人认为,可以通过减少抗生素剂量和缩短抗生素治疗周期以减少细菌耐药性。

因此,本文展开了一项随机双盲安慰剂对照研究。其目的在于观察非复杂性的急性肾盂肾炎患者口服环丙沙星7d疗法与14d疗法疗效是否相当。该研究的人群为来自瑞典的21个感染中心的248人,年龄≥18岁,未怀孕的急性肾盂肾炎患者。随机分为两组:7d疗法组和14d疗法组。在观察的第1周均给予500mg,2/d的环丙沙星口服治疗。第2周7d疗法组给予安慰剂对照,14d组继续口服环丙沙星治疗。分别于治疗后的10~14d和42~63d观察各组的临床和细菌治愈率。研究结果显示:在治疗后的10~14d,7d疗法组和14d疗法组的临床治愈率分别为97%和96%,二者之间无差异。同样在治疗后的42~63d,两组间的治愈率均为93%。同时观察到,在7d疗法组中无患者发生口腔黏膜白色念珠菌感染,而在14d疗法组有5人($p=0.036$)(表5)。

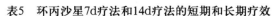

表5　环丙沙星7d疗法和14d疗法的短期和长期疗效

	Ciprofloxacin for 7 days	Ciprofloxacin for 14 days	Difference (90%CI)	Non-inferiority testpvalue
Short-termefficacy	73	83		
Cure	71(97%)	80(96%)	-0.9% (-6.5~4.8)	0.004
Clinical failure or recurrent symptomatic urinary tractinfections	2(3%)	3(4)%	..	
Cumulative efficacy	73	84		
cure	68(93%)	78(93%)	-0.3% (-7.4~7.2)	0.015
Clinical failure or recurrent symptomatic urinary tractinfections	5(7%)	6(7%)	..	

Data are number(%),unless otherwise indicated.

　　因此，在日益严峻的耐药环境下，选择7d的短期疗法可能更加适合。

（编者：赵丽娟　审校：何丽洁）

参考文献：Sandberg T, Skoog G, Hermansson A B, et al. Ciprofloxacin for 7 days versus 14 days in women with acute pyelonephritis: a randomised, open-label and double-blind, placebo-controlled, non-inferiority trial[J]. Lancet, 2012, 380(9840): 484-490

肾小管轻链损伤的机制

多发性骨髓瘤（multipile myeloma，MM）是浆细胞异常增生的恶性肿瘤，故又称浆细胞骨髓瘤或浆细胞瘤（plasmacytoma）。病变时骨髓瘤细胞侵犯骨髓及骨质引起骨骼破坏，血液出现单克隆免疫球蛋白，尿中出现Bence-Jones蛋白和κ型、λ型免疫球蛋白轻链。在临床上表现为骨痛、病理性骨折、贫血、出血、肾功能损害及反复感染。多发性骨髓瘤引起的肾功能损害称为多发性骨髓瘤肾病。机体正常情况下，肾脏可清除淋巴细胞生成的游离轻链（FLCs）。血液浆细胞恶性增生会产生大量异常单克隆免疫球蛋白，其中的免疫球蛋白轻链分子量大且能从肾小球滤过进入肾小管，远远超过肾小管最大重吸收率，形成特殊的管型，引起肾小管内管型阻塞和肾小管的损害。因此研究近端肾小管损伤和管型肾病的肾小管损伤的机制尤为重要。单克隆FLCs可激活氧化反应通路，如经典、非经典的NF-κB通路和促分裂原活化蛋白激酶。激活的氧化反应通路还可促进细胞凋亡，如激活MAPK/P38信号通路（图15）。

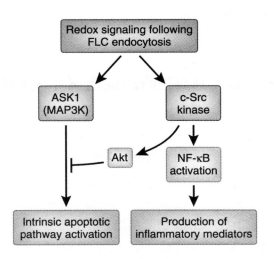

图15　单克隆FLCs在临近的管状上皮细胞作用

此外，该研究应用比浊测量法检测血清中FLCs水平，可早期发现MM肾病患者，并为患者的及时治疗提供依据。

（编者：吴卫妮　审校：孙世仁）

参考文献：Sanders P W. Mechanisms of light chain injury along the tubular nephron[J].
J Am Soc Nephrol, 2012, 23(11): 1777–1781

PGD2-CRTH2通路促进肾小管间质纤维化

肾间质纤维化是各种病因导致的慢性、进展性肾脏疾病的最终共同结局，其特征性病变为肾小管萎缩、大量炎性细胞浸润、肌成纤维细胞活化，导致细胞外基质过度沉积，最终取代正常肾脏结构，造成肾功能丧失。目前对CKD的治疗主要是利用ACEIs或ARBs延缓疾病向ESRD进展。已有临床研究证实，吡非尼酮可以治疗糖尿病肾病，且对CKD患者也有效，因此，阐明肾脏纤维化的基本病因学机制以及寻求新的治疗策略显得尤为重要。

花生四烯酸的代谢产物，如前列腺素可通过调节肾素-血管紧张素系统的活性而影响肾脏血流动力学及水盐平衡。载脂蛋白前列腺素D2（PGD2）合成酶（L-PGDS）可将前列腺素H2（PGH2，是PGD2前体）转化为PGD2。既往研究发现，早期糖尿病肾病和高血压肾病患者尿液中L-PGDS排泄增加，因此L-PGDS可作为诊断此类患者早期肾损伤的标志物。而且有研究发现，L-PGDS在阿霉素肾病小鼠模型的肾小管上皮表达增加，提示局部产生的L-PGDS可促进CKD的发展，但是L-PGDS在肾损伤中具体的病理生理学机制仍未完全阐明。

PGD2受体前列腺素DP1受体被激活后发挥扩张血管和支气管的作用。而PGD2的另外一种受体，即表达于Th2淋巴细胞的CRTH2受体激活则在过敏性炎症过程中发挥重要的作用。该研究发现，L-PGDS衍生的PGD2可通过CRTH2介导的Th2淋巴细胞活化，对肾间质纤维化进展起促进作用。小鼠UUO模型中的小管上皮细胞可重新合成L-PGDS。L-PGDS敲除小鼠和CRTH2基因敲除小鼠的肾脏纤维化减轻，皮质Th2淋巴细胞浸润减少，细胞因子IL-4和IL-13生成减少。此外，UUO第3天给予口服CRTH2拮抗剂，可抑制肾脏纤维化的发展；IL-4和IL-13敲除后也可改善肾脏纤维化的程度。总之，利用PGD2阻断CRTH2的活化可能是延缓CKD患者肾脏纤维化进展的一种新策略。

（编者：孙文娟　审校：孙世仁）

参考文献：Ito H, Yan X, Nagata N, et al. PGD2-CRTH2 pathway promotes tubulointerstitial fibrosis[J]. J Am Soc Nephrol, 2012, 23(11): 1797-1809

用定量蛋白质组学识别集合管细胞抗利尿激素反应性核蛋白

抗利尿激素，又称血管加压素，是由下丘脑的视上核和室旁核的神经细胞分泌的9肽激素，经下丘脑-垂体束到达神经垂体后叶后释放出来。其主要作用是提高远曲小管和集合管对水的通透性，促进水的吸收，是尿液浓缩和稀释的关键性调节激素，这一功能主要通过增加水通道蛋白-2（AQP2）、水通道蛋白-3（AQP3）的含量以及增强上皮性钠通道的β亚单位（ENaCβ）、λ亚单位（ENaCλ）的活性来实现。这些蛋白含量的增加主要依赖于其相关基因的转录调节。然而，这种调节作用在转录分子的易位和（或）修饰过程中的具体作用机制尚不十分明确。

该研究采用了大规模的核蛋白质分析的方法检测了皮质集合管（mpkCCD）细胞中抗利尿激素诱导的核蛋白质组的变化，并利用稳定同位素标记和串联质谱法，量化了3987种核蛋白，其中65种核蛋白的表达改变显著，包括集合管中抗利尿激素信号的靶分子，如转录因子JunB、Elf3、Gatad2b和Hmbox1，转录辅调节因子Ctnnb1和Crebbp，中介复合物亚基，E3泛素连接酶Nedd4，核转运调节子RanGap1，以及数种与紧密连接和黏附连接相关的分子。生物信息学分析显示，在多种转录因子的5′-侧翼区可能存在着可与AQP2、AQP3、

ENaC β 和ENaC λ 结合的结合位点。免疫印迹证实核碎片中β-catenin及磷酸化的β-catenin（pSer552）的蛋白水平增加。该研究为核蛋白质组学提供了一个新的在线数据库资源（http://helixweb.nih.gov/ESBL/Database/mNPD/），并为集合管抗利尿激素介导的转录调节提出新的假说。

（编者：梁　维　审校：王汉民）

参考文献：Schenk L K, Bolger S J, Luginbuhl K, et al. Quantitative proteomics identifies vasopressin-responsive nuclear proteins in collecting duct cells[J]. J Am Soc Nephrol, 2012, 23(6): 1008-1018

ErbB4调节肾脏发育中的肾小管细胞极性和管腔直径

ErbB4受体酪氨酸激酶是一种表皮生长因子受体（EGFR），在人类肾细胞癌中表达下调，且在常染色体隐性遗传性多囊肾（ARPKD）中表达上调。此外，ErbB4还可以促进心脏、中枢神经系统和哺乳期乳腺的发育，但是否对肾脏上皮细胞的发育有作用还不清楚。芬兰Ville Veikkolainen等首次在胎龄13d的小鼠胚胎中检测到Erbb4亚型：JM-a CYT-1 和 JM-a CYT-2，主要存在于集合管和近端、远端肾小管。体外研究表明相关的Erbb4亚型的过表达可以引起肾小管上皮细胞增生和极性紊乱。此外，利用Pax8-Cre介导的Rosa26基因定向的ERBB4过表达模型和Erbb4敲除鼠检测了ErbB4在哺乳动物肾小管发育中的作用，发现Pax8-Cre引起的ERBB4过表达可以促进集合管增生，减少上皮管腔的直径，促进皮质区小管包囊的形成。这些改变均与上皮细胞极性标记分子的亚细胞定位改变相关。同样地，Pax8-Cre介导的Erbb4敲除鼠表现出肾功能失调，伴随管腔增大、上皮细胞极性失调。上述结果表明ErbB4信号通路参与调节肾单位及集合管中肾上皮细胞的增生与极化，在肾脏发育中起着重要作用。

（编者：赵阿丽　审校：黄　晨）

参考文献：Veikkolainen V, Naillat F, Railo A, et al. ErbB4 modulates tubular cell polarity and lumen diameter during kidney development[J]. J Am Soc Nephrol, 2012, 23(1): 112-122

急性肾损伤

急性肾损伤（AKI，以前称为急性肾衰竭）是一种综合征，以肾脏功能快速丧失为特点，通过氮代谢的终产物（尿素和肌酐）的升高或者尿量的减少或者两者兼有来诊断。它是一种严重影响肾脏功能的临床现象，其发病率因AKI定义不同而不同，从非透析需要的AKI每年每百万人500多例，到需要透析的AKI每年每百万人295例，AKI的发生率为1.9%，易发生于医院住院患者，尤其是危重患者。重症监护病房（ICU）败血症患者AKI的发生大于40%。患者进入ICU治疗的次日，AKI的发生率大于36%，在整个ICU治疗期间，患者AKI的发生率大于60%。AKI的常见病因在不同地域有所不同，例如在发展中国家，多与继发于腹泻的低血容量相关，而在发达国家多与开放性心脏手术相关。在某些特定的地区，该疾病多发生在社区，而其他的多发生在医院。因此，任何诊断该疾病的方法或引发该疾病的原因必须考虑到当地的情况和流行病学。在这些患者中，AKI多继发于肾外事件，但这些事件如何引起AKI尚存在争议。

关于AKI的诊断虽然目前尚没有金标准，但RIFLE标准或经急性肾损伤网络（acute kidney injury network）适当修改的RIFLE标准已形成广泛共识，RIFLE标准的主要内容见表6。

表6　RIFLE标准的主要内容

	GFR标准尿量标准	尿量标准
危险（阶段） Risk	血清肌酐升高1.5倍或 GFR下降>25%	尿量<0.5ml/（kg·h）持 续达6小时
损伤（阶段） Injury	血清肌酐升高2倍或GFR 下降>50%	尿量<0.5ml/（kg·h） 持续达12小时
衰竭（阶段） Failure	血清肌酐升高3倍或GFR 下降>70%，或肌酐>4mg/ dl，或肌酐急性升高 0.5mg/dl	尿量<0.3ml/（kg·h） 持续达24小时或无尿 达12小时
丧失（阶段） Loss	肾功能完全丧失>4周	
终末期肾 ESRD	终末期肾（>3个月）	

　　虽然RIFLE标准得到了广泛认可，但也存在对早期诊断不敏感、评价不够准确等不足。新的诊断技术（包括肾脏的生物标志物）可能有助于早期诊断。首先，在发展为AKI的患者体内，这些生物标志物的浓度改变似乎早于血清肌酐的浓度改变。最有代表性的是在心脏手术之后或在急诊室能够广泛地早期评估这些生物标志物。其次，这些生物标志物可能表明肾损伤的不同部位。例如，胱抑素C浓度变化表明肾小球滤过率的改变，而中性粒细胞明胶酶相关脂质运载蛋白（NGAL）的浓度与肾小管的压力或损伤相关联。第三，这些生物标志物可能伴随着治疗或恢复发生改变，这表明他们可以用来监测及评估干预的疗效。第四，这些生物标志物可以帮助识别有AKI风险的人群，这些人群虽然肌酐水平正常，但是有着一定程度的肾脏损伤。最后，通过识别可能的损伤机制，新颖的生物标志物增加我们对AKI的发病机制的了解。NGAL是研究最多的肾损伤的生物标志物，其他几个生物标志物正在研究中（图16）。

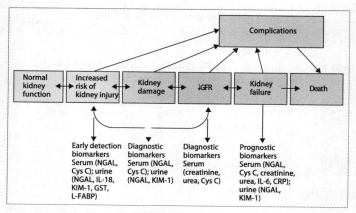

图16　急性肾损伤的进展过程及其相关标志物

　　目前尚无特异性的治疗可以减轻AKI或者促进其恢复，采取的治疗措施以支持治疗为主。如果患者AKI非常严重或出现容量相关或尿毒症毒素相关的并发症，需给予肾脏替代治疗。假如患者尚存活而且发病前无慢性肾脏病，一般无需长期透析。然而，AKI的预后不容乐观，其死亡率仍然很高，特别是危重患者，几个大型的流行病学研究已发现，AKI与后续发展的慢性肾脏病、终末期肾脏病和死亡率密切相关。这些结果表明，即使是很短病程的AKI，也可能会增加长期慢性肾脏病的发病和患者死亡。因此，AKI本身及其社会花费远远不是我们先前认为的那样。AKI是否会增加罹患慢性肾脏病的风险，或者AKI只是易受肾损伤患者的一个标志，目前还不清楚，尚需作为一项公共卫生问题进行进一步研究。

（编者：孟　瑞　审校：许国双）

参考文献：Bellomo R, Kellum J A, Ronco C. Acute kidney injury[J]. Lancet, 2012, 380(9843): 756–766

门诊急性肾损伤患者应提高肾脏专科分送率

尽管医院诊疗设备在不断提高，但急性肾损伤（AKI）仍是一种非常常见的疾病，它可增加短期死亡率，同时也增加了公共卫生资源的应用。随着对AKI和CKD的相互关系认识的深入，提高AKI患者的疗效将依赖于高危风险个体的识别，并采取预防措施以阻止疾病和并发症的进展。AKI进展与CKD发生风险和死亡率有关。迄今为止，发生AKI后如何进行管理的过程尚无科学的规律可循。

作者分析了美国退伍军人服务部数据库中尚存活并有肾功能下降风险的AKI患者，验证他们被分送到肾脏病专科的可能性。研究者送取了2003年1月至2008年12月的住院AKI患者，共3929例，这些患者在急性损伤高峰期后30天的eGFR $< 60ml/（min \cdot 1.73m^2）$。分送肾脏专科时患者以肾功能改善〔eGFR $\geqslant 60$ $ml/（min \cdot 1.73m^2）$〕、开始透析和死亡作为竞争风险进行分组，进行超过12个月追踪随访。患者平均年龄为73岁（四分位间距 $63 \sim 79$ 岁）。入院前肾功能下降〔eGFR $< 60ml/（min.1.73m^2）$〕的比例是60%，在随访期内总死亡率是22%，患者包括死亡之前、透析开始以及肾功能改善后，累计肾脏病专科分送率为8.5%（95%CI是$7.6 \sim 9.4$）。AKI的严重程度不影响分送率。这些数据证实了只有少数濒临危险的存活

者在发生AKI之后被送至肾脏专科治疗。

因此，应当加强对处于高危并发症和有可能进展至CKD的AKI存活者的识别，并进行早期肾脏专科治疗干预。

（编者：孟 瑞 审校：许国双）

参考文献：Siew E D, Peterson J F, Eden S K, et al. Outpatient nephrology referral rates after acute kidney injury[J]. J Am Soc Nephrol, 2012, 23(2): 305-312

ICU中限制氯化物的使用可降低AKI的发生率

在临床工作中，危重症患者静脉输注含有氯化物的液体是很普遍的现象。但用于水化和液体复苏的超生理浓度的氯化物溶液可以导致或者加重高氯血症和代谢性酸中毒，并引发重大手术后患者出现肾血管收缩、肾小球滤过率下降、第一次排尿时间延迟、尿排出量减少和肾功能恢复延缓等现象。传统观点认为，不限制氯化物的静脉液体会加重危重症患者急性肾损伤（AKI）。最近，在一项双盲随机对照试验研究证实，相对于复方电解质溶液，静脉使用2L生理盐水可以减少肾皮质血液灌注。氯化物在肾脏中这一病理反应可能与急性肾损伤有关，而急性肾损伤是危重患者死亡率高和需进行有创性肾脏替代治疗的主要原因。

基于上述造成危重症患者AKI的高危因素和实验中氯化物与肾功能之间的关系，该研究假设：与不限制氯化物溶液相比，危重症患者限制氯化物静脉液体可以减少AKI发生率以及减轻其损伤程度。本文作者采取前瞻性、开放性、连续性的实验方法，研究人群来自澳大利亚墨尔本的大学附属医院，分三阶段实验，第一阶段为对照期，纳入2008年2月18日至8月17日收住ICU的760名患者；第二阶段为洗脱期，即2008年8月18日至2009年2月17日纳入的人群；第三阶段为干预期，即在2009年2月18日至8月17日中纳入的773名患者。对照期患者接受标准方案的静脉输液，6个月的洗脱期后，干预期内限制任何富含氯化物的液体（0.9%氯化钠，4%琥珀酰胶体溶液或4%白蛋白溶液）摄入；给予患者乳酸盐溶液（hartmann溶液）、平衡盐（plasma-lyte148）及20%清蛋白溶液。主要观察指标：血肌酐从基线升至高峰时的增加值，及依据RIFLE分型的AKI的发生率。次要观察指标：包括需要肾替代治疗（RRT）、收住ICU和住院的时间及存活率。结果表明：从对照期到干预期患者氯化物的应用减少144～504mmol（平均每名患者从694mmol减少到496mmol）。对照期与干预期患者相比较，在ICU血肌酐平均增加值是22.6 μmol/L（95%CI是17.5～27.7 μmol/L）和14.8 μmol/L（95%CI是9.8～19.9 μmol/L）（$p=0.03$），RIFLE标准定义的AKI中损伤和衰竭的发生率分别是14%（95%CI是11%～16%；n=105）和8.4%（95%CI是6.4%～10%；n=65）（$p < 0.01$），RRT的应用分别是10%（95%CI是8.1%～12%；n=78）和6.3%（95%CI是4.6%～8.1%；n=49）（$p=0.05$）。协变量调整后，RIFLE标准定义的AKI损伤和衰竭的发生率〔危险度比，0.52（95%CI是0.35～0.75）；$p < 0.001$〕与RRT的应用〔危险度比，0.52（95%CI是0.33～0.81）；$p=0.004$〕仍有相关性。而两组之间在院内死亡率，住院或ICU停留时间，或出院后需要RRT方面无差异。

结论：在ICU中限制氯化物使用可明显降低AKI的发生率和RRT的应用。

（编者：于　艳　审校：张　鹏）

参考文献：Yunos N M, Bellomo R, Hegarty C, et al. Association between a chloride-liberal vs chloride-restrictive intravenous fluid administration strategy and kidney injury in critically ill adults[J]. JAMA, 2012, 308(15): 1566-1572

新的急性肾损伤前期标志物

急性肾损伤前期被定义为没有结构改变的可逆的肾功能丧失。虽然临床中急性肾损伤前期往往与急性肾损伤期共存，但是仅凭血肌酐和尿量很难区分二者。最近发现了一些提示肾小管上皮损伤的生物标志物，它们可以提高早期急性肾损伤的诊断率，并且可以提示急性肾损伤的预后。

因此，本研究针对临床诊断为急性肾损伤前期的ICU成人患者，检测其尿中生物学标志物的水平。结果显示，与未发生急性肾损伤的患者相比，急性肾损伤前期患者尿中L型脂肪酸结合蛋白（L-FABP）、白介素18（IL-18）、NAG酶(NAGL)、白蛋白明显升高。同样，研究者还研究了在顺铂和低血流量诱导的急性肾损伤前期小鼠模型和肾缺血急性肾损伤小鼠模型中尿生物标志物排泄情况。结果显示肾缺血急性肾损伤小鼠模型中尿L-FABP 和 NGAL升高明显，而且 L-FABP的敏感性明显高于NGAL。也就是说尿L-FABP含量的多少与急性肾损伤严重程度正相关。本研究同时观察到在哌莫硝唑联合低血流量诱导的急性肾损伤前期模型中，虽然光镜下肾脏结构无明显改变，但是证实存在肾脏局部缺氧。

因此，在急性肾损伤前期，新的急性肾损伤标志物如L-FABP 和 NGAL等可作为早期临床诊断的指标。

（编者：赵丽娟　编译：何丽洁）

参考文献：Doi K, Katagiri D, Negishi K, et al. Mild elevation of urinary biomarkers in prerenal acute kidney injury[J]. Kidney Int, 2012, 82(10): 1114–1120

免疫细胞治疗急性肾损伤

在发达国家，住院患者急性肾损伤（AKI）的发病率是3%~7%。AKI原因主要是缺血再灌注损伤（IRI）、脓毒症和肾毒素。除了支持治疗和血液透析，目前无特异性治疗AKI的方法。既往AKI发病机制的研究主要集中在上皮细胞，而最近的研究表明免疫细胞、内皮细胞和管周固有细胞均参与AKI的发生。最初研究提示免疫细胞通过白细胞黏附分子（LAMs）参与AKI，后续研究表明T细胞激活后迁移到肾组织，直接介导肾损伤导致AKI发生，推测树突细胞（DCs）和自然杀伤细胞（NKT）也参与AKI的发生。

ATP/ADP的降解产物是腺苷。腺苷可调节淋巴细胞反应，改善AKI的预后。本研究表明，在IRI诱导的AKI鼠模型中，腺苷或选择性腺苷受体激动剂激活DCs，从而改善AKI预后。腺苷受体（A2AR）仅表达在CD_{11c}^+DCs，该受体在IRI诱导的AKI鼠模型中表达下调，而给予A2AR激动剂（ATL313）能够保护肾功能。通过腺苷受体激动剂激活α半乳糖神经酰胺（αGC）预处理的DCs细胞，抑制NKT细胞分泌IFN-γ，从而保护肾功能。局部缺血前2~7天或损伤后1~6小时DC细胞治疗是有效的，但对于IRI 24小时后的AKI是无效的。但是许多患者在诊断为AKI时，往往已经存在缺血损伤，DCs治疗多在24小时之后，从而限制了其临床应用。腺苷激活的DCs治疗AKI的关键分子是IL-10。腺苷激活DCs，使IL-10显著增加，阻断内源性的IL-10会逆转肾脏保护。在IL-10敲除AKI鼠模型给予DCs治疗不能保护肾功能，这也间接证明IL-10的肾保护作用（图17）。

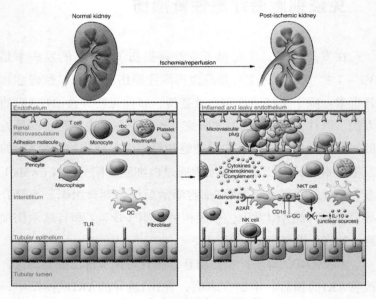

图17　免疫细胞治疗AKI的机制

本研究表明，AKI前期或损伤后6小时，腺苷激活DCs的治疗可保护肾功能，免疫治疗有可能成为治疗AKI的新方法。

（编者：马　峰　审校：黄　晨）

参考文献：Rabb H. The promise of immune cell therapy for acute kidney injury[J]. J Clin Invest, 2012, 122(11): 3852-3854

细胞外腺苷对肾脏缺血后再灌注损伤的保护作用

急性肾损伤（AKI）是威胁患者生命的重要并发症，主要表现为肾小球滤过率急剧下降，以血清肌酐值变化作为判断标准，同时可继发肾脏实质性结构损害，部分可进展为慢性肾小球损伤。目前，AKI治疗主要以肾脏替代治疗为主，针对AKI的临床的靶分子研究进展缓慢，未取得实质性进展，所以，AKI的分子机制探索和临床上针对特异性靶分子进行治疗的研究成为当务之急。

美国科罗拉多州丹佛大学医学院的Grenz等通过动物实验研究结果提出了表达在内皮细胞细胞膜的A2B腺苷受体（A2B adenosine receptor，Adora2B）和表达在近段肾小管上皮细胞基底侧膜的平衡型核苷酸转运体1（equilibrative nucleoside transporter 1，Ent1）在肾脏急性缺血再灌注损伤中发挥重要作用的新观点。肾脏缺血损伤中内皮细胞Adora2B下调和近段肾小管上皮细胞Ent1高表达可以促进细胞外腺苷酸进入细胞内，从而阻断肾小管周围毛细血管再灌注。AKI肾脏缺血期间，腺嘌呤核苷酸和腺苷从小管细胞、内皮细胞、白细胞和血小板等释放，释放的ATP/ADP通过二磷酸水解酶CD39转化为AMP，AMP通过CD37可进一步转化为腺苷。在这一实验中可清楚地看到，用Adora2B激动剂PSB1115激活Adora2B后可以促进肾小管周围毛细血管再灌注，而腺苷阻止Adora2B激活从而加重肾小管缺血性损伤（图18）。通过双嘧达莫阻断Ent1，或直接敲除Ent1均可阻断腺苷从肾小管周再摄取到肾小管上皮细胞内，从而减轻肾小管细胞缺血再灌注损伤，减轻AKI损伤程度。

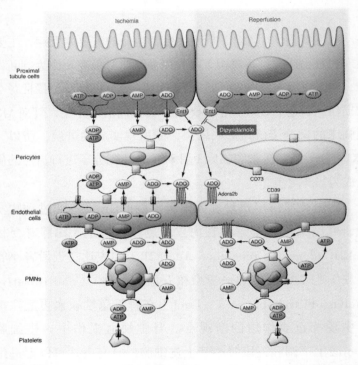

图18　肾脏急性缺血再灌注损伤中Adora2b和Ent1对腺苷酸的调控示意图

结论：肾脏急性缺血再灌注损伤加重及无再灌注现象的发生与细胞外腺苷酸再摄取进入细胞有关，而调控腺苷酸进入细胞的关键分子机制与内皮细胞Adora2B和近段肾小管上皮细胞Ent1有关。Ent1高表达和腺苷酸受体Adora2B下调可促进胞外腺苷酸进入细胞，加重肾脏急性缺血再灌注损伤，促使肾小球入球小动脉收缩及出球小动脉舒张，肾小球缺血加重，无再灌注现象增加，肾小球滤过率下降甚至结构破坏。双嘧达莫作为Ent1抑制剂和Adora2B激动剂可以减少腺苷酸进入细胞，减轻肾脏缺血再灌注损伤，恢复肾脏血流灌注，改善肾功能。

（编者：冯世栋　审校：许国双）

参考文献：Weinberg J M, Venkatachalam M A. Preserving postischemic reperfusion in the kidney: a role for extracellular adenosine[J]. J Clin Invest, 2012, 122(2): 493-496

平衡核苷转运体-1保护肾脏免受缺血性急性肾损伤

急性肾损伤（AKI）是一组临床综合征，是指突发（1～7d）和持续（>24h）的肾功能突然下降，患者可出现肾小球滤过率（GFR）下降。引起AKI的常见原因是肾血流量减少，即肾缺血。正常生理条件下，肾脏的血流灌注由一个复杂的生物网络系统来调节，然而在AKI引起的肾缺血情况下，这一系统的功能受到破坏。尽管目前对于缺血性肾脏损伤的发病机制研究已有很大的进展，但是，对于AKI的治疗措施仍非常有限。研究发现缺血后的成功再灌注可有效改善肾组织的生存力，因此，进一步探究缺血后再灌注的分子机制，寻求新的治疗手段，对于预防或治疗AKI有着重要意义。

实际上，持续的微血管功能障碍虽可以成功开启缺血再灌注动物模型的动脉血液供应，却阻碍了毛细血管的回流。有研究发现腺苷转运体可以促进细胞外腺苷对缺血性AKI时微血管功能障碍有抑制作用。

在缺氧条件下，细胞外腺苷信号通过增加腺苷受体的水平使细胞外腺苷水平明显升高，已有研究表明细胞外腺苷的产生增多在心脏、肝脏及肠道的缺血再灌注模型中发挥保护作用，然而其机制尚不清楚。

平衡核苷转运体（ENTs）是阻断细胞外信号通路的关键

物质，因此，药理学阻断ENT可以作为缺氧时增加细胞外腺苷的一种方法。美国Almut Grenz等研究发现，缺血性AKI或肾小管上皮细胞在缺氧环境时肾脏ENT的表达减少，证实了平衡核苷转运体是阻断细胞外腺苷信号的关键物质，在使用双嘧达莫或利用基因敲除方法阻断ENT1后，小鼠肾组织中腺苷水平升高，缺血后无灌流现象被抑制，从而减轻AKI。进一步的研究发现，ENT1与血管内皮细胞A2B腺苷受体共同参与调节肾脏缺血后的血流量，有效阻断缺血后的无灌流现象，发挥肾脏保护作用。该研究证实ENT1和腺苷受体在缺血性AKI后肾脏血流的重建中起保护作用，有可能成为治疗AKI的新措施。

（编者：赵阿丽　审校：黄　晨）

参考文献：Grenz A, Bauerle J D, Dalton J H, et al. Equilibrative nucleoside transporter 1 (ENT1) regulates postischemic blood flow during acute kidney injury in mice[J]. J Clin Invest, 2012, 122(2): 693–710

柠檬酸铝预防草酸钙结晶沉积诱导的肾损伤

狭义肾损伤是指急性肾小管坏死，多由肾缺血或者肾毒性物质引起。急性乙二醇中毒可引起中枢神经系统退行性病变、代谢性酸中毒、急性肾损伤、昏迷及死亡。乙二醇的代谢终产物为草酸。尿液中的钙与草酸结合为草酸钙-水化合物（COM）结晶沉积在肾脏，导致肾脏损伤，与乙二醇本身及其代谢中间产物乙醇醛、乙醛酸等对肾脏的直接毒性有关。多种原因引起的原发性高草尿酸症也可引起COM结晶沉积在肾脏，草酸钙在肾小管沉积被认为是造成肾损伤的重要原因。在体外培养的肾脏细胞中发现乙二醇的其他代谢产物，如羟乙酸盐、乙醛酸盐或离子型草酸与乙二醇毒性损伤无关。COM结晶可结合到肾脏细胞膜或进入肾脏细胞中，从而引起线粒体功能障碍，细胞死亡。尽早抑制乙醇脱氢酶活性可阻止乙二醇代谢为草酸，从而治疗肾脏损伤。既往认为柠檬酸盐类因其可增加尿中螯合钙的作用，因此可作为治疗高草尿酸血症的方法，目前部分研究发现柠檬酸铝的效果优于其他柠檬酸盐。也有研究发现，应用氯化铝治疗后并没有减轻肾脏细胞毒性，说明发挥治疗作用的是铝与柠檬酸的复合物。然而机体铝元素过多，会导致中毒，从而对于应用柠檬酸铝治疗高草酸尿血症有很大争议。但是研究柠檬酸铝治疗高草尿酸血症对于探索新的治疗手段仍然十分重要。

该研究在高剂量乙二醇诱导的肾损伤Wistar大鼠模型中验证了柠檬酸铝与柠檬酸钠的疗效。结果发现肾损伤Wistar大鼠应用柠檬酸铝后，尿素氮、肌酐和肾体重比值均减轻，而应用柠檬酸钠则没有此作用。与单纯高剂量乙二醇诱导的肾损伤Wistar大鼠组相比，应用柠檬酸铝组大鼠尿液中钙结晶和草酸结晶明显增多，肾组织结晶沉积物明显减少。体外研究表明，柠檬酸铝可直接作用于草酸钙从而可抑制草酸钙在近端肾小管重吸收。以上实验表明，柠檬酸铝可预防草酸钙结晶沉积诱导的肾损伤。

（编者：孙文娟　审校：孙世仁）

参考文献：Besenhofer L M, Cain M C, Dunning C, et al. Aluminum citrate prevents renal injury from calcium oxalate crystal deposition[J]. J Am Soc Nephrol, 2012, 23(12): 2024–2033

合成环肽1可减轻啮齿类动物管型肾病诱导的急性肾损伤

　　肾脏的功能之一是排泄小分子蛋白，包括免疫球蛋白游离轻链（FLCs）。正常情况下，机体可分泌多克隆FLCs，可在肾小球超滤液中发现，主要在近端小管上皮细胞被重吸收和水解。随着多克隆FLCs的过度沉积，肾脏将出现多种病理改变，包括肾小球疾病中的轻链型淀粉样变性病和单克隆轻链沉积病，以及小管损伤的轻链近端肾小管病。

　　骨髓瘤管型肾病是多发性骨髓瘤的一种常见并发症，约见于50%的多发性骨髓瘤患者，行肾组织活检时发现管型肾病，是患者肾功能下降的主要原因。而管型的形成与单克隆免疫球蛋白FLCs的生成直接相关，FLCs可与Tamm-Horsfall糖蛋白（THP）形成共沉淀物，堵塞远端肾小管，临床上可表现为急性肾损伤。美国阿拉巴马大学伯明翰分校的Wei-Zhong Ying等通过FLCs和THP的相互作用分析发现FLCs的互补决定区CDR3的二级结构和关键氨基酸残基是其与THP结合的主要决定因素。通过体内实验证实：用竞争性抑制物合成环肽1（AHX-CLSADSSGSYLYVCKK）处理管型肾病大鼠后，FLCs和THP结合受到抑制，从而有效地抑制了管腔内管型的形成，改善了急性肾损伤引起的肾功能损害。本研究表明，管腔内管型的形成是管型肾病引起急性肾损伤的主要机制，而管型肾病做为肾损伤的常见方式，其过程是可逆的。因此，抑制管型形成可以为多发性骨髓瘤和单克隆FLCs患者提供新的治疗思路。

（编者：赵阿丽　审校：黄　晨）

参考文献：Ying W Z, Allen C E, Curtis L M, et al. Mechanism and prevention of acute kidney injury from cast nephropathy in a rodent model[J]. J Clin Invest, 2012, 122(5): 1777-1785

内皮穿透素3促进小鼠缺血性急性肾损伤

内皮穿透素3（PTX3）为穿透素家族成员之一，属于保守蛋白家族，是原始天然免疫介导因子，常见的PTX包括血清淀粉样P成分和C反应蛋白（CRP），这两类因子都是炎症应答过程中合成的急性期蛋白，能识别病原菌、激活免疫应答。

缺血性急性肾损伤发病率高，死亡率高，给国民经济带来了沉重负担。Toll样受体4（TLR4）是损伤相关的模式分子受体和脂多糖受体，在急性缺血性肾损伤小鼠模型中，TLR4在早期内皮细胞活化及介导炎症性损伤过程中发挥重要作用。该课题组前期研究发现，肾脏受损后内皮细胞TLR4可释放高迁移率族蛋白B1（HMGB1），促炎黏附分子表达增多。敲除内皮细胞TLR4后，黏附分子不表达，炎症反应及肾损伤均可减轻。

为了更加深入了解内皮细胞TLR4在肾脏缺血损伤中的作用，该课题组对野生型及TLR4基因敲除小鼠进行了全基因组分析，结果发现了差异表达最明显的为PTX3，TLR4基因敲除后PTX3在野生型小鼠中不表达。PTX3基因结构在小鼠和人进化过程中高度保守，人类脑及心脏缺血再灌注损伤后血浆中PTX3表达升高，但目前其病理生理学机制仍未完全阐明。该研究发现，缺血再灌注24小时后肾脏和血浆中PTX3水平表达达高峰，提示其可能为新的肾损伤标志物。在Mile Sven 1内皮细胞系以及原代肾血管内皮细胞中，过氧化氢、重组人HMGB1（TLR4配体）或脂多糖可诱导PTX3的表达，提示PTX3受TLR4或活性氧途径的调节。髓样分化因子（MyD 88，为TLR4胞内信号转导的调节因子）条件敲除可导致PTX3表达受到抑制。缺血再灌注不同时间段PTX3基因在诱导炎症损伤作用不同，其机制可能是通过调节内皮细胞黏附分子不同表达水平而实现的。与野生型小鼠相比，再灌注后的PTX3基因敲除小鼠，血管内皮细胞黏附分子表达下降，降低早期炎症损伤。该研究结果发现，PTX3与TLR4、MyD88、活性氧自由基（ROS）之间的重要联系是急性缺血再灌注损伤的发病机制之一，在肾脏内皮细胞中，通过ROS、MyD88依赖的TLR4介导的途径可上调PTX3的表达，敲除PTX3可减轻急性肾损伤。

（编者：孙文娟　审校：孙世仁）

参考文献：Chen J, Matzuk M M, Zhou X J, et al. Endothelial pentraxin 3 contributes to murine ischemic acute kidney injury[J]. Kidney Int, 2012, 82(11): 1195–1207

近端肾小管自噬在急性肾损伤中的保护作用

急性肾损伤（AKI）是由各种原因引起的肾功能在短时间内突然下降而出现的氮质废物滞留和尿量减少综合征。肾功能下降可发生于无基础肾脏疾病的患者，也可发生于慢性肾脏病患者。其主要表现为血尿素和肌酐升高，水、电解质和酸碱平衡紊乱。虽然近几十年关于AKI的研究很多，但并未改善AKI的预后，原因是AKI发病机制极其复杂。

肾小管功能受损是AKI的特征之一，尤以皮髓交界处的小管最易受损。肾脏受损可激活小管细胞的防御或保护系统。细胞自噬是真核生物中进化保守的参与细胞内物质更新的重要过程，该过程中一些损坏的蛋白或细胞器被双层膜结构的自噬小泡包裹后，进入溶酶体中进行降解并得以循环利用。细胞自噬是十分重要的生物学现象，参与生物发育、生长等多种生物学过程。近年来研究发现，自噬是肾脏受损后的应激反应，研究发现了进化保守的自噬相关基因atgs（autophagy-related genes），在自噬体成熟的每个阶段可相互作用或者与其他调节蛋白相互作用形成蛋白复合体。因此，自噬在维持内环境稳态中发挥重要作用，atgs缺陷会导致自噬功能异常。当机体处于病理状态或者细胞应激时，自噬作为保护机制可延长细胞存活时间。在自噬功能异常时则会诱发多种疾病，如癌症、神经退行性病变及心衰等。在多种AKI动物模型中，自噬作用增强，但其作用究竟是肾脏保护还是加重肾损伤尚不清楚，其分子机制也不明确。该研究应用顺铂和缺血再灌注诱导的急性肾损伤小鼠模型，利用药理学原理及遗传学方法阻断细胞自噬来研究自噬在AKI中的作用。结果发现顺铂和缺血再灌注可阻断细胞自噬并诱导AKI，具有阻断自噬作用的药物氯喹也可以诱导AKI。雷帕霉素可激活细胞自噬，从而保护顺铂诱导的AKI小鼠的肾功能。该研究还建立了近端肾小管特异atgs敲除小鼠模型，此模型小鼠丧失了基本的以及顺铂诱导的自噬作用，与对照组小鼠相比，atgs基因敲除组小鼠对顺铂诱导的AKI更加敏感，实验组小鼠肾组织损伤加重，细胞凋亡增多，肾功能下降更显著。同时结果还证实，在细胞凋亡过程中发挥重要作用的p53和c-Jun激酶的激活促进了顺铂诱导的动物模型发生AKI。与野生组小鼠相比，来源于atgs基因敲除鼠的近端肾小管细胞对顺铂诱导的细胞凋亡更加敏感。此外，atgs基因敲除鼠对缺血再灌注也较对照组小鼠敏感。该研究证实了AKI模型中肾小管细胞自噬功能受抑制，增强肾小管细胞自噬可保护肾功能。

（编者：孙文娟　　审校：孙世仁）

参考文献：Jiang M, Wei Q, Dong G, et al. Autophagy in proximal tubules protects against acute kidney injury[J]. Kidney Int, 2012, 82(12): 1271–1283

TGF-β受体缺乏减少急性肾小管损伤

TGF-β是慢性肾脏病（CKD）经典的促纤维化生长因子，但其在急性肾损伤（AKI）中的作用仍未完全阐明。人类基因编码的TGF-β配体包括三个分子：TGF-β1、TGF-β2和TGF-β3，能和TGF-βⅡ型丝/苏氨酸激酶受体结合（TbRⅡ），导致TGF-βⅠ型受体磷酸化，并募集细胞内信号蛋白smad2/smad3复合物和smad4在核内结合，引起后者在核内蓄积并转录激活下游信号通路。既往体内、外研究表明，TGF-β信号在AKI中对肾小管的作用是相互矛盾的。有研究者认为，TGF-β信号能刺激肾小管上皮细胞去分化，因此能通过加速近端幸存肾小管上皮细胞（PTC）增殖、修复和迁移。然而也有研究认为，TGF-β能促进AKI患者PTC凋亡，在体外抑制其去分化和增殖，不利于肾小管上皮细胞的修复。Zent课题组通过TbRⅡ基因敲除的小鼠研究了TGF-β信号通路在AKI肾小管上皮细胞损伤中的作用。PTC是AKI损伤的主要细胞，在AKI损伤后高表达TGF-β及其受体。在二氯化汞诱导的AKI鼠模型，TbRⅡ基因敲除可减小肾小管损伤。在体外，TbRⅡ敲除可保护PTC避免二氯化汞诱导的凋亡，这一过程部分是通过Smad信号介导的。这些结果提示在AKI导致的近端肾小管损伤的过程中，阻断TGF-β信号通路可抑制肾小管上皮细胞凋亡。

（编者：姜亚丽　审校：杜　锐）

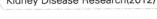

参考文献: Gewin L, Vadivelu S, Neelisetty S, et al. Deleting the TGF-beta receptor
attenuates acute proximal tubule injury[J]. J Am Soc Nephrol, 2012, 23(12):
2001-2011

MiR-494减少ATF3的表达，促进AKI的发生

　　肾脏缺血再灌注可导致细胞坏死、瘢痕形成，最终导致肾脏衰竭。尽管目前对于缺血性肾脏损伤发病机制的研究已有很大的进展，但是其具体机制仍不明确。microRNAs（miRNAs）是在真核生物中发现的一类内源性的具有调控功能的非编码RNA，20~25个核苷酸。研究表明，miRNAs参与多种生物学过程，如机体发育、器官形成、病毒防御、造血、细胞增殖和凋亡、脂肪代谢等。新近研究发现，miRNAs通过作用于蛋白翻译和mRNA的稳定性来调节靶基因的表达参与纤维化的形成过程，促进疾病的进程。有研究发现，miR-494能够介导多种细胞的凋亡和坏死，但是它在肾脏中的作用靶点及在缺血再灌注急性肾损伤（AKI）中的潜在作用还不清楚。台北医科大学Heng Lin教授的团队发现miR-494与活化的转录因子3（ATF3）3′ UTR结合，并且抑制其转录。在小鼠中，过表达miR-494显著地降低ATF3的表达水平，并且诱导炎症介质，例如IL-6，单核细胞趋化蛋白-1以及P-选择素的活化，在缺血再灌注后则细胞凋亡加重，并且进一步损害肾脏功能。此外，该研究小组还发现NF-κB的活化介导了miR-494-ATF3通路的促炎反应。该研究小组进一步证实，在缺血再灌注小鼠模型中，尿液中miR-494含量增高早于血肌酐的升高，AKI患者尿液中miR-494水平是正常对照组的60倍。总之，在缺血再灌注后上调的miR-494通过抑制ATF3的表达导致炎症反

应或者诱导黏附分子表达升高，从而诱发肾脏损伤。此外，该研究还发现miR-494可作为AKI特定的和非侵入性的生物标记之一。总之，该研究为治疗缺血再灌注AKI提供了新的靶点。

（编者：吴卫妮　审校：孙世仁）

参考文献：Lan Y F, Chen H H, Lai P F, et al. MicroRNA-494 reduces ATF3 expression and promotes AKI[J]. J Am Soc Nephrol, 2012, 23(12): 2012-2023

髓过氧化物酶基因位点多态性和急性肾损伤预后密切相关

急性肾损伤是一种涉及多学科的临床常见危重病症，由多种病因导致，死亡率高，增加国民经济负担。近年来认为，基因多态性是急性肾损伤加重和产生不良后果的决定性因素。已有研究发现髓过氧化物酶（MPO）基因位点的多态性和慢性肾损伤氧化应激相关。MPO是一种溶酶体酶，但它是否和氧化应激介导的急性肾损伤密切相关仍未得到证实。该研究通过两步法，检测了MPO全基因4个多态性位点和两个氧化应激相关的标志物-血浆MPO以及尿15-F（2t）-异前列腺素水平的关系。第一组纳入262个急性肾损伤住院的成年患者，第二组纳入277个存在急性肾损伤危险因素（例如心肺转流术和易导致急性肾损伤的术后）的成年患者。显性和单体型多变量Logistic相关分析发现，第一组患者MPO四个多态性位点rs2243828、rs7208693、rs2071409和rs2759 基因表型和两个氧化应激标记物均相关。校正分析发现，所有四个多态性等位基因组不良事件风险增加了2~3倍。该研究不良事件包括：进入透析并住院死亡，或透析并辅助机械通气，或住院死亡。第一组患者基因组T-G-A-T MPO单倍体和血浆中低水平的MPO以及较低的校正不良事件危险度密切相关，而第二组同样具有统计学意义，但相关性较低。综上所述，该研究通过两步遗传相关性研究，证实MPO基因序列中存在基因多态性分布，MPO基因单倍体可作为急性肾损伤的标志物。

（编者：姜亚丽　审校：杜　锐）

参考文献：Perianayagam M C, Tighiouart H, Liangos O, et al. Polymorphisms in the myeloperoxidase gene locus are associated with acute kidney injury-related outcomes[J]. Kidney Int, 2012, 82(8): 909-919

内皮祖细胞来源的微囊泡通过固有肾细胞microRNA依赖的程序重排，保护肾脏免受缺血再灌注损伤

缺血再灌注是急性肾损伤的主要原因之一，寻找抑制缺血再灌注损伤的方法能控制急性肾损伤和慢性肾脏病的发展。早期研究发现，骨髓来源与组织固有干细胞具有保护缺血性肾脏的作用。内皮祖细胞具有保护后肢缺血、心肌梗死和肾小球疾病的动物模型的作用。此外最近研究表明，内皮祖细胞通过旁分泌释放生长因子和微囊泡逆转急性肾损伤。微囊泡将蛋白、活性脂类和RNA转运到目的细胞中，从而在细胞间信息传递过程中发挥重要作用。该课题组前期研究发现，从内皮祖细胞分泌的微囊泡通过mRNA的转录激活了内皮细胞的血管生成程序。微囊泡中富含miRNA，这些miRNA能够调节细胞增生、促进血管生成、减少凋亡。意大利Vincenzo Cantaluppi等研究了源于内皮祖细胞的微囊泡是否可以保护缺血再灌注导致的大鼠急性肾损伤。缺血再灌注损伤后，通过静脉注射微囊泡，发现微囊泡主要定位于管周毛细血管和小管上皮细胞，通过促进肾小管上皮细胞增生，减少凋亡和白细胞浸润对肾小管的形态和功能发挥保护作用。此外，微囊泡还可以通过抑制毛细血管减少、肾小球硬化和间质纤维化，延缓慢性肾损伤的进程。RNA酶预处理、非特异性敲除祖细胞的Dicer基因

非特异性的抑制前体细胞中miRNA的产生或转染特异性miR-antagomirs使促血管生成的miR-126和miR-296表达缺失，结果发现微囊泡对肾脏的保护作用丧失。因此，内皮祖细胞来源性的微囊泡可以通过其miRNA成分来保护肾脏免受缺血性急性肾损伤侵害，这些miRNA有助于低氧环境下肾固有细胞启动增殖程序。

（编者：赵阿丽　审校：黄　晨）

参考文献：Cantaluppi V, Gatti S, Medica D, et al. Microvesicles derived from endothelial progenitor cells protect the kidney from ischemia-reperfusion injury by microRNA-dependent reprogramming of resident renal cells[J]. Kidney Int, 2012, 82(4): 412-427

延迟的缺血预处理高表达miR-21可保护肾脏

急性肾损伤是外科手术患者和脓毒症患者的共同并发症，缺血再灌注损伤是急性肾损伤的主要原因之一。MicroRNA（miRNAs）是内源性的小RNA分子，参与调节基因的表达。延迟的缺血预处理可以有效地保护肾脏免受缺血再灌注损伤，但其潜在机制尚不清楚。中国上海中山医院肾脏科Xialian Xu利用体内实验证实了miR-21在缺血性肾脏中的保护作用。研究发现：15分钟的肾脏缺血预处理后miR-21高表达，4天后行缺血再灌注损伤实验，结果发现缺血再灌注损伤明显受到抑制。在miR-21敲除小鼠缺血预处理的同时给予锁核酸修饰的抗miR-21，可以加重小鼠肾脏的缺血再灌注损伤。miR-21敲除小鼠程序性细胞死亡蛋白4（是miR-21的一种预凋亡的靶基因）表达上调，小管细胞的凋亡增多。肾脏HIF-1α在缺血预处理后被活化，而在氯化钴处理后的人肾脏上皮细胞的miR-21下调时受到抑制。若不做缺血预处理，仅敲除miR-21对小鼠肾脏的缺血再灌注损伤并无显著影响。因此，miR-21高表达对缺血预处理的肾脏具有保护作用。

（编者：赵阿丽　审校：黄　晨）

参考文献：　Xu X, Kriegel A J, Liu Y, et al. Delayed ischemic preconditioning contributes to renal protection by upregulation of miR-21[J]. Kidney Int, 2012, 82(11): 1167-1175

腺苷A2AR激动剂耐受的树突状细胞可减轻急性肾损伤

　　树突状细胞（DCs）是一种抗原提呈细胞，可启动机体对病原体的早期免疫应答反应，在维持自身抗原的免疫耐受方面发挥关键作用。DCs可引起自然杀伤细胞（NKT）活化，继而在肾脏缺血再灌注损伤（IRI）后的免疫反应的起始阶段发挥重要作用。腺苷是一种重要的抗炎分子，且腺苷2A受体（A2AR）活化可以激活细胞内cAMP信号通路，促进A2AR激动剂的抗炎作用。体外研究发现A2AR激动剂可有效防止IRI的发生，发挥肾脏保护作用。

　　美国弗吉尼亚的Li等的前期研究发现，NKT细胞活化介导了中性粒细胞产生IFN-λ和肾脏IRI。该研究发现树突状细胞的A2AR基因缺失小鼠易出现肾脏IRI，且应用A2AR激动剂并不能防止肾脏IRI的发生。作用于DCs上的A2AR的激动剂-ATL313，加载了NKT细胞抗原α-GC，可以诱导DCs免疫耐受，这些免疫耐受的DCs可以阻断NKT细胞的活化，预防急性肾损伤（AKI）的发生。此外，在野生型小鼠体内给予A2AR激动剂处理的DCs，可通过抑制NKT细胞产生IFN-λ，以及调节对NKT细胞活化具重要作用的树突状细胞共刺激分子，防止IRI而保护肾脏。A2AR激动剂对DCs或调节性T细胞的抗原提呈无影响。该研究结果提示：体内给予A2AR诱导耐受的DCs可抑制体内NKT细胞激活，并为防止器官IRI提供独特的、有效的治疗策略。

（编者：梁　维　审校：王汉民）

参考文献：Li L, Huang L, Ye H, et al. Dendritic cells tolerized with adenosine A(2)AR agonist attenuate acute kidney injury[J]. J Clin Invest, 2012, 122(11): 3931–3942

Kidney Disease Research(2012) ►►►

采用血肌酐和胱抑素C联合估算肾小球滤过率更精确

评价肾功能已是日常临床工作的一部分，只需测定血肌酐，超过80%的临床实验室就会给出估算GFR值。尽管血肌酐值是由标准方法测量得到的，但实际上用血肌酐来估算GFR常常不精确，可能导致慢性肾脏病的过度诊断及治疗，这主要是由于血肌酐受多种非GFR变化的因素影响。大量研究表明，胱抑素C是比血肌酐更好的标记物，认为应用胱抑素C来估算GFR更为准确。

因此本文作者设计了一个基于单独使用胱抑素C及联合使用血肌酐，可用于不同人群的GFR估算方程，采用横向分析，研究纳入13个研究中心的5352名受试者，其中3522名随机分配到设计方程组，1830名随机分配到内部验证组中，还纳入了5个研究中心的1119名受试者，经过GFR测定，对这些方程式进行外部验证。结果显示，在设计和验证的数据库中，测定的GFR的平均值分别为68ml/（min·1.73m^2）和70ml/（min·1.73m^2）。在验证的数据库中，肌酐-胱抑素C方程式比单独使用肌酐或胱抑素C的方程式更优。三个方程式的偏倚情况类似，但联合方程精确度更高，而且结果更准确。联合方程提高了测量GFR＜60ml/（min·1.73m^2）或≥60ml/（min·1.73m^2）的分类准确性，对于估算GFR为45～59ml/

（min·1.73m^2）受试者，使其重新正确分类至GFR ≥60ml/（min·1.73m^2）者达16.9%（图19）。

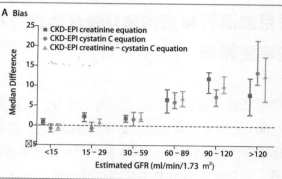

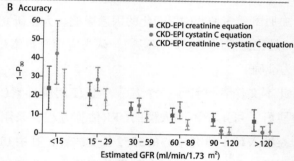

图19　三种GFR估算方程的效能

结论：肌酐–胱抑素C联合方程式比血肌酐或胱抑素C的单一方程估算肾小球滤过率更精确，联合方程式可以用于慢性肾脏病GFR的验证测试。

（编者：于　艳　审校：张　鹏）

参考文献：Inker L A, Schmid C H, Tighiouart H, et al. Estimating glomerular filtration rate from serum creatinine and cystatin C[J]. N Engl J Med, 2012, 367(1): 20–29

在CKD患儿中可应用胱抑素C改良方程估算GFR

胱抑素C是一个小分子蛋白，它的倒数和GFR高度相关，它们之间的关系和机体炎症状态、肌肉容量、性别、身体组成及年龄（1岁以后）均无关。正常人血中胱抑素C水平低于1mg/L，分解代谢后几乎完全经近端肾小管上皮细胞吸收，因此正常情况下在尿液中仅少量存在。胱抑素C的个体间变异性非常小，仅为25%，而血肌酐的变异性为93%。一些在儿童中进行的研究证实，血胱抑素C的浓度与GFR的相关性强于血肌酐浓度。因比浊法测量血胱抑素C水平和成人GFR的相关性很好，因此针对儿童患者，作者新设计了一个应用免疫比浊法和肌酐测量胱抑素C来估算GFR的方程。

根据作者设计的新GFR估算方程，将965名患者中随机抽出2/3，进行GFR估算，另1/3当作验证数据库。在验证数据库中，估算GFR和iGFR（碘海醇示踪的GFR）的相关性是0.92，具有很高的精确度，并且没有偏倚。GFR范围在15~75ml/（min·1.73m^2）的CKD患儿中，此方程效果较好，但需要进一步研究此方程在正常状态和肌肉容量、较高GFR的儿童中是否适用。

（编者：于 艳 审校：张 鹏）

参考文献：Schwartz G J, Schneider M F, Maier P S, et al. Improved equations estimating GFR in children with chronic kidney disease using an immunonephelometric determination of cystatin C[J]. Kidney Int, 2012, 82(4): 445–453

合并房颤的慢性肾脏病（CKD）患者卒中和出血的发生率高

随着年龄的增长，CKD患者房颤的发生率也明显增加，分别是2.3%（40～44岁）、3.5%（45～64岁）、5.9%（65～74岁）和6%（>75岁）。与普通人群相比，房颤患者卒中的发生率增加5倍，非终末期肾脏病（ESRD）的CKD患者卒中的发生率增加3.7倍，ESRD患者卒中的发生率增加5.8倍。抗凝治疗可以减少房颤患者卒中的发生率，但是对于合并房颤的CKD患者给予抗凝治疗的有效性及出血风险仍缺少有效的证据。

丹麦的一项回顾性研究分析了1997—2008年132 372名非瓣膜性房颤的住院患者。依据入组时的eGFR分为3组：无肾脏疾病组、CKD（除ESRD）组和ESRD组。依据出院后7～180天的处方记录药物的使用情况。卒中的风险评估采用CHA2DS2-VASc评分，出血的风险评估采用HAS-BLED评分。研究的终点包括卒中或系统血栓（外周动脉血栓、缺血性脑卒中和短暂性脑缺血发作）的发生率、出血（消化道、颅内、泌尿道和呼吸道）、心肌梗死和其他原因的死亡率。

研究表明，132 372名患者中CKD（除ESRD）发生率为2.7%（3587），ESRD的发生率为0.7%（901），与无肾脏疾病组相比较，CKD（除ESRD）组发生卒中或系统性血栓的危险比（HR）=1.49（95% CI是1.38～1.59; $P< 0.001$）；ESRD组

的（HR=1.83；95% CI是1.57 ~ 2.14；$P < 0.001$）。与阿司匹林相比，华法林能够显著降低肾脏疾病组卒中或系统性血栓的风险（HR = 0.76； 95% CI是0.64 ~ 0.91；$P = 0.003$），华法林联合阿司匹林同样可以降低卒中或系统血栓的风险（HR = 0.74；95% CI是0.56 ~ 0.98；$P = 0.04$），但药物的应用显著增加了肾脏疾病组出血的风险，华法林（HR=1.33；95% CI是1.16 ~ 1.53；$P < 0.001$），阿司匹林（HR=1.17；95% CI是1.02 ~ 1.34；$P = 0.03$），华法林联合阿司匹林（HR = 1.61；95% CI是1.32 ~ 1.96；$P < 0.001$）。房颤患者心肌梗死风险增加，CKD（除ESRD）组（2.00；95% CI是1.86 ~ 2.16；$P < 0.001$），ESRD组（3.00；95% CI是2.58 ~ 3.50；$P < 0.001$）。其他原因的死亡风险增加，CKD（除ESRD）组（2.37；95% CI是 2.30 ~ 2.44；$P < 0.001$），ESRD组（3.35；95% CI是3.13 ~ 3.58；$P < 0.001$）。

因此，合并房颤的CKD患者卒中发生率增加，给予抗凝药物后出血的风险增加。华法林能够降低CKD患者卒中及系统性血栓的发生率，而华法林联合阿司匹林会增加出血的发生率。

（编者：马　峰　审校：黄　晨）

参考文献：Olesen J B, Lip G Y, Kamper A L, et al. Stroke and bleeding in atrial fibrillation with chronic kidney disease[J]. N Engl J Med, 2012, 367(7): 625–635

慢性肾脏病患者中维生素D₃治疗并不能改善心脏结构和功能

既往维生素D_3只作为维持骨骼健康的药物，目前更多的研究表明，维生素D_3与慢性心血管疾病之间存在着某种联系。维生素D_3受体存在于血管平滑肌、内皮细胞以及心脏组织中。一些小样本的临床观察研究和荟萃分析也表明：维生素D_3治疗可以降低心血管事件的发生。慢性肾脏病患者肾组织中1α羟化酶功能障碍，不能将1,25–二羟维生素D_3的前体，也就是25–羟基维生素D_3转变为有活性的激素。另外一些观察研究表明，慢性肾脏病患者维生素D缺乏时可以增加心血管事件风险，而接受骨化三醇或相关类似物治疗后可以减少这一风险。因此推测，维生素D可能是通过改善心脏结构和功能，从而降低心血管相关发病率和死亡率。但是目前并无有力的证据证明这一点。

一项来自11个国家60个中心的PRIMO的随机对照研究填补了这一空白。这项研究主要是观察帕立骨化三醇在治疗肾衰竭导致的心血管疾病中的优势。该研究从来自11个国家60个中心的811人中筛选出227人，随机对照分为两组，一组为帕立骨化三醇治疗组，一组为安慰剂组。治疗组开始给予$2\mu g/d$的帕立骨化三醇胶丸，最后如果血钙水平大于11mg/dl调整剂量为$1\mu g/d$。分别于随访的第4、8、12、18、24、30、36、42和48周监测钙、PTH等实验室指标。同时在随访的第24、48周通过超声心动图等测量左心室质量指数和舒张功能等指标。研究结果显示：在第48周治疗组与安慰剂组相比，左心室质量指数无明显变化，分别为$0.34g/m^{2.7}$（95% CI是$-0.14 \sim 0.83g/m^{2.7}$）、$0.07g/m^{2.7}$（95% CI是$-0.55 \sim 0.42g/m^{2.7}$），$P = 0.15$。左室舒张功能在治疗组和安慰剂组之间也没有明显差异，分别为$-0.01cm/s$（95% CI是$-0.63 \sim 0.60cm/s$）、$-0.30cm/s$（95% CI是$-0.93 \sim 0.34 cm/s$），$P = 0.43$。而与安慰剂组相比，帕立骨化三醇治疗组更容易发生高钙血症（表7）。

研究结果表明：通过48周的帕立骨化三醇治疗并不能改善慢性肾脏病患者的左心室质量指数和舒张功能。

（编者：赵丽娟　审校：何丽洁）

参考文献：Thadhani R, Appelbaum E, Pritchett Y, et al. Vitamin D therapy and cardiac structure and function in patients with chronic kidney disease: the PRIMO randomized controlled trial[J]. JAMA, 2012, 307(7): 674-684

表7 在随访的24周和48周，帕立骨化三醇治疗组及安慰剂组的心脏彩超变化情况

Table 3.Repeated-Measures Analysis of Change in Cardiovascular Magnetic Resonance Imaging Measures From Baseline to 24 and 48 Weeks(Intention-to-Treat Population)[a]

Measures	24 weeks			48 weeks			
	Paricalcitol (n=104)	placebo(n=98)	P Value[b]	Paricalcitol (n=88)	placebo(n=91)	P Value[b]	Overall P Value[c]
Left ventricular mass index, g/m$^{2.7}$	0.27(-0.15~0.68)	-0.15(-0.57~0.27)	0.05	0.34(-0.14~0.83)	-0.07(-0.55~0.42)	0.15	0.06
Left ventricular end-systolic volume index,ml/m$^{2.7}$	0.04(-0.67~0.76)	0.002(-0.72~0.72)	0.91	0.58(-0.25~1.41)	-0.57(-0.24~1.39)	0.98	0.94
Left ventricular end-diastolic volume index,ml/m$^{2.7}$	0.18(-0.06~1.01)	-0.31(-1.16~0.53)	0.26	0.30(-0.64~1.25)	-0.36(-1.30~0.58)	0.21	0.19
Left ventricular ejection fraction,%	0.64(-0.70~1.98)	0.28(-1.07~1.64)	0.61	0.62(-0.90~2.14)	-0.54(-2.06~0.98)	0.18	0.27
Aortic compliance, 10^{-4} cm^2/mmHg	-6.35(-16.88~4.19)	-1.64(-12.61~9.33)	0.44	-7.24(-17.12~2.65)	-5.79(-15.58~4.00)	0.78	0.51
Thoracoa bdominal aortic plaque volume,ml	-0.006(-0.03~0.02)	-0.03(-0.05~-0.002)	0.22	-0.02(-0.03~-0.02)	-0.03(-0.03~-0.02)	0.09	0.15
Thoracoa bdominal aortic wall volume,ml	0.006(-0.04~0.05)	-0.03(-0.08~-0.01)	0.09	-0.07(-0.12~-0.03)	-0.10(-0.15~-0.05)	0.36	0.13

[a]Values are adjusted least-squares means and 95% CIs estimated from the models. Models include treatmant, visit, treatment × visit interaction, sex, baseline renin-angiotensin-aldersterone system inhibitor use, country, and baseline value

[b]Test of significance of treat ment gro up differences by visit from the mixed-effects model

[c]Test of significance between treatment groups for the overall effect（24 weeks and 48 weeks combined）from the mixed-effects models

老年人群的肾衰竭治疗率比青年人低

一些关于年龄、肾功能和临床预后的研究指出：与年轻人相比，老年人发展至终末期肾脏病的比例较低。然而以往的研究把肾衰竭定义为接受长期透析治疗者，这是一个既显示疾病进程又包括治疗的概念。但是由于年龄的差异，接受长期透析的比例是不同的。这样就会低估了老年人发展至终末期肾脏病的比例，也会低估了疾病本身造成的社会经济负担。

为明确这一问题，本实验对加拿大埃尔伯城市的数据库进行了回顾性分析。本研究包括了2002年5月至2008年3月31日估算了肾小球滤过率的1 816 824门诊患者。要求患者eGFR≥15ml/（min·1.73m^2），并且未接受肾移植。将这些患者进行年龄和eGFR分组。年龄分组为18~44岁，45~54岁，65~74岁，75~84岁，≥85岁。eGFR分组：≥90ml/（min·1.73m^2），60~89ml/（min·1.73m^2），45~59ml/（min·1.73m^2），30~44ml/（min·1.73m^2），15~29ml/（min·1.73m^2）。计算各组间的肾衰竭治疗率（接受透析和肾脏移植），肾衰竭未治疗率〔eGFR小于15ml/（min·1.73m^2）〕时未接受肾脏替代治疗）和死亡率。结果显示：在中位随访时间为4.4年内，有97 451人（5.36%）死亡，3295人（0.18%）发展至肾衰竭并且接受了治疗，3116人（0.17%）发展至肾衰竭但未接受治疗。与年轻人相比，老年肾衰竭患者接受治疗率明显偏低。例如，在eGFR最低组〔15~29ml/（min·1.73m²）〕，年轻人（18~44岁）的治疗率约为老年人（≥85岁）的10倍，他们的治疗率分别为24.00/千患者年（95% CI是14.78~38.97，*P*<0.001），1.53/千患者年（95% CI是0.59~3.99，*P*<0.001）。在eGFR最低组〔15~29ml/（min·1.73m²）〕，老年人（≥85岁）的未治疗率约为年轻人（18~44岁）的5倍，他们的未治疗率分别为19.95/千患者年（95% CI是5.79~25.19，*P*<0.001），3.53/千患者年（95% CI是1.56~8.01，*P*<0.001）。

因此，在加拿大埃尔伯城市，与年轻人群相比，老年人群的肾衰竭未治疗率更高。

（编者：赵丽娟　审校：宁晓暄）

参考文献：Hemmelgarn B R, James M T, Manns B J, et al. Rates of treated and untreated kidney failure in older vs younger adults[J]. JAMA, 2012, 307(23): 2507–2515

中国慢性肾脏病流行病学

过去10年，慢性肾脏病（CKD）日益受到关注。关于发展中国家CKD的流行病学调查（包括中国），多数是地区性的、局限于某特定职业。中国局部地区的CKD流行病学调查发现，地域不同发病率也不同，可能受到当地的生活习惯、经济水平及研究方法影响。目前无发展中国家全国性的CKD流行病学调查。

中国一项多中心横断面研究表明，CKD的发病率是10.8%（95% CI，10.2% ~ 11.3%），与发达国家（如美国是13.0%，挪威是10.2%）相似，据此推算中国约有11 950万名CKD患者。

该研究收集了2007年1月至2010年10月13个省级代表性的城市和农村的50 550名年龄≥18岁的成年人，进行横断面研究。eGFR < 60ml/（min·1.73m^2）和（或）白蛋白尿即定义为慢性肾脏病。一般资料包括：社会经济地位（年龄、性别、收入和教育程度）、家族史（高血压、糖尿病和肾脏疾病）、生活习惯（吸烟、饮酒）、既往史（肝炎、心血管疾病、肾毒性药物）、体重指数和血压。实验室资料包括：尿白蛋白/肌酐比值（ACR）、eGFR、血糖、LDL、HDL、甘油三酯和尿酸。

研究显示，47 204人完成了问卷调查及实验室检查，应答率为93%。eGFR<60ml/（min/1.73m^2）的发病率是1.7%（95% CI是1.5% ~ 1.9%），蛋白尿的发生率是9.4%（95% CI是8.9% ~ 10.0%），CKD的总发病率是10.8%（95% CI是10.2% ~ 11.3%）。CKD的发病率随着年龄的增加而增长。女性

（12.9%，95% CI是12.0～13.7）相对于男性（8.7%，95% CI 是8.0%～9.5%）更容易患CKD。农村人群eGFR<60ml/（min·1.73 m²）的发病率（1.6%）较城市人群（2.3%）低，表明该病不受经济收入的影响；蛋白尿的发生率（10.1%）较城市（7.0%）高，表明该病随着经济收入增加而增高。而城市人群CKD的发病率随着经济收入的增高而降低。北方（16.9%，95% CI是15.1%～18.7%）和西南地区（18.3%，95% CI是16.4%～20.4%）的CKD发病率较其他地区高。eGFR<60ml/（min·1.73 m²）的独立危险因素包括：年龄、性别（女性）、心血管病史、糖尿病和高尿酸血症。蛋白尿的独立危险因素包括：年龄、性别（女性）、高血压和糖尿病（图20）。

	Kidney function			Albuminuria		CKD revalence (95% CI)
	eGFR ml/ (min·1.73 m²)	n	Prevalence (95% CI)	n	Prevalence (95% CI)	
1	>90	29 244	65.2(64.4～66.1)	1877	8.7(8.0～9.3)	5.7(5.2～6.1)
2	60～89	16 775	33.0(32.2～33.9)	1385	10.3(9.3～11.2)	3.4(3.1～3.7)
3	30～59	1106	1.6(1.4～1.8)	221	21.1(16.1～26.1)	1.6(1.4～1.8)
3a	45～59	940	1.4(1.2～1.5)	165	19.5(14.2～24.98)	1.4(1.2～1.5)
3b	30～44	166	0.2(0.1～0.3)	56	31.3(16.2～46.4)	0.2(0.1～0.3)
4	15～29	59	0.1(0.06～0.2)	25	34.3(9.6～58.9)	0.1(0.06～0.2)
5	<15	20	0.03(0.01～0.05)	9	56.6(22.6～90.5)	0.03(0.01～0.05)
Total	..	47 204	100	3517	9.4(8.9～10.0)	10.8(10.2～11.3)

图20　中国慢性肾脏病各期的发病率

在中国，慢性肾脏病已经成为一个重要的公共健康问题，尤其要对农村地区和偏远地区加大卫生资源的投入。

（编者：马　峰　审校：黄　晨）

参考文献：Zhang L, Wang F, Wang L, et al. Prevalence of chronic kidney disease in China: a cross-sectional survey[J]. Lancet, 2012, 379(9818): 815-822

合并有高血压的慢性肾脏病患者肾功能可以改善

慢性肾脏病（CKD）患者肾功能会逐渐减退，虽然其进展速度变异性很大，但是蛋白尿、高血压以及黑色人种被认为是CKD快速进展的独立危险因素。在非裔美国人群中，CKD快速进展是导致其进展为ESRD并造成经济负担过重的原因之一。既往认为CKD患者肾功能呈逐渐下降趋势，但也有部分临床研究表明，在随访过程中有少数患者肾功能能够保持稳定。结合组织病理学证据，一些研究数据显示慢性肾脏病患者的肾功能可以得到改善。不过上述患者肾功能稳定一般是短期的（2~4年），而且主要是欧裔人群。

大多数研究用GFR评估肾功能下降程度，由于GFR的测量存在随机误差，在短期研究中，肾功能的改善可能只反映了其与GFR均值相关。到目前为止，还没有令人信服的证据表明CKD患者肾功能（用GFR评估）可以得到改善。

非裔美国人的肾脏疾病和高血压研究项目（AASK），对研究人群进行了长达12年的随访，它提供了一个独特的观察非裔美国人高血压CKD的机会，本研究对来自AASK的数据进行了分析，旨在观察CKD患者的GFR是否可得到持续改善。

本研究是一个多中心、随机临床试验，入组患者年龄在18~70岁，GFR在20~65ml/（min·1.73m^2），这1094名患者随机分组，给予雷米普利、氨氯地平、美托洛尔中的任何一种药物以控制血压，将平均动脉压控制在92mmHg。

本研究中观察对象的平均年龄为（55±11）岁，iGFR（碘海醇示踪的GFR）的平均基线值为：（49±13）ml/（min·1.73 m²），eGFR平均值为：16ml/（min·1.73 m²）（9~20），平均尿蛋白量：（462±879）mg/d；61%为男性。有949例患者至少随访3次eGFR，其中31例（3.3%）患者eGFR有明显提升，其余患者每年eGFR下降2.45（0.07）ml/（min·1.73 m²），而这些患者eGFR每年平均提升为1.06（0.12）ml/（min·1.73 m²）。

总之，较低的尿蛋白排泄和较低的血压（平均动脉压92mmHg）与改善患者eGFR之间有相关性。这项研究有力地表明合并高血压的慢性肾脏病患者在血压得到控制后肾功能可以得到改善。

（编者：朱君玲　审校：张　鹏）

参考文献：Hu B, Gadegbeku C, Lipkowitz M S, et al. Kidney function can improve in patients with hypertensive CKD[J]. J Am Soc Nephrol, 2012, 23(4): 706–713

年龄和肾脏检测指标与死亡和终末期肾病相关

慢性肾脏病（CKD）在高龄人群中发病率较高，但是在各个年龄段通过估测的肾小球滤过率（eGFR）下降和尿蛋白增加判断肾脏病的发生及预后在医学界尚存在争议。美国马里兰州巴尔的摩慢性肾脏病研究中心Josef Coresh等人为了提升eGFR和尿蛋白对CKD预后评判的准确性，通过各年龄组eGFR和临床蛋白尿风险之间的关系，以明确其中相对或绝对的风险。

研究纳入亚洲、欧洲、澳大利亚、北/南美洲多个国家不同年龄组33个一般人群和高风险（血管疾病）队列，以及13个CKD队列，共2 051 244名受试者，观察时间为1972—2011年，平均随访5.8年（0～31年），数据采用个体水平的meta分析进行。在不同年龄组调整性别、种族、血管疾病、糖尿病、收缩压、体重指数以及吸烟的影响后，通过meta分析eGFR和蛋白尿对死亡风险和终末期肾病发生的影响，用危险比（HR）和平均发生率估计绝对风险。结果显示：在各年龄段，低eGFR、高蛋白尿与死亡（112 325例死亡）、终末期肾病（8 411例次）高风险相关。随着年龄的增长，因eGFR下降所致的死亡相对风险减少，例如，eGFR为45ml/（min·1.73m^2）与80ml/（min·1.73m^2）相比，在18～54岁、55～64岁、65～74岁、≥75岁各个年龄段，死亡的风险比（校正的HR）

分别是3.50、2.21、1.59和1.35（$p<0.05$）；而每1000人年中超额死亡（过度死亡）的绝对风险差异分别为9.0、12.2、13.3和27.2，表明年龄越大，死亡的绝对风险差异就越大。在白蛋白尿增加方面，死亡相对风险随年龄增加而降低的现象并不明显，但年龄较大组的死亡绝对风险差异也较高：在白蛋白/肌酐（ACR）为300mg/g相对于10mg/g时，各年龄组每1000人年超额死亡(过度死亡)的绝对风险差异分别为7.5、12.2、22.7和34.3。在CKD队列中，校正后的死亡相对风险并未随年龄增加而降低。在全部队列的各年龄段中，低eGFR和高白蛋白尿对应的ESRD相对风险和绝对风险差异相当。

结论：在各个年龄组中低eGFR、高蛋白尿与死亡、终末期肾病的发生独立相关，高龄者存在死亡的低相对风险及高绝对风险。

（编者：冯世栋　审校：许国双）

参考文献：Hallan S I, Matsushita K, Sang Y, et al. Age and association of kidney measures with mortality and end-stage renal disease[J]. JAMA, 2012, 308(22): 2349-2360

eGFR变异是CKD3期患者的独立危险因素

在美国，至少有2500万成年人被认定为慢性肾脏病患者，依据年龄和慢性肾脏病判断标准，预计在全世界范围内可能有7%～35%的人存在肾脏疾病。相对于次要的检测特征和较贫乏的危险分级方法，eGFR作为独立的评估因素是CKD患者危险分层和分类的最主要评判标准。关联分析对于CKD患者GFR可变性、死亡率、心血管事件等进行分析，为了研究CKD患者上述各影响因素之间的关系，美国宾夕法尼亚州丹维尔盖新格医疗中心对于CKD3期3361名患者进行了分析研究，作为基线，患者的变量包括糖尿病、高血压和其他共存的疾病，更多的变量是蛋白尿和过高的GFR评估。结果显示死亡的风险与肾小球滤过率相关，但是继发的心力衰竭、死亡率与血清白蛋白、蛋白尿、GFR没有明显的相关性。结论：CKD3期患者评估GFR变异性与死亡率之间的关系不依赖于既往报道中的危险因素，预示CKD患者肾小球滤过率对于死亡率影响需要补充新的危险分级指标以及动态变化指标。

（编者：冯世栋　审校：许国双）

参考文献：Perkins R M, Tang X, Bengier A C, et al. Variability in estimated glomerular filtration rate is an independent risk factor for death among patients with stage 3 chronic kidney disease[J]. Kidney Int, 2012, 82(12): 1332–1338

评估普通人群罹患ESRD的风险

终末期肾脏病是一种慢性病，需要用高昂的费用进行治疗，虽然估算其发病率为我们提供了社会负担情况的重要信息，但单个患者面临的生存期风险并不明确。生存期风险是指个体在生存期罹患疾病的可能性，它比发病率、患病率以及相对风险等更适用于公共教育。

虽然生存期风险评估可用于多种慢性疾病，包括：冠心病、中风、高血压、糖尿病、乳腺癌、老年痴呆、骨折，但ESRD的生存期风险少有报道，仅见于年轻人群，在中年人群和根据肾功能评估ESRD的生存期风险还没有报道。鉴于ESRD的高发病率和昂贵的治疗费用，对患者、医务工作者和政策决策者来说评估ESRD的生存期风险有着重要意义。

本研究纳入了自1997年4月1日至2008年3月31日的2 895 521例未患ESRD的成人（男性 1 459 937人，女性 1 435 584人），通过肾功能水平评估ESRD的罹患风险，用CKD-EPI方程来估算eGFR。排除标准：eGFR<30ml/（min · 1.73m^2）；纳入前已经进入ESRD（透析或移植）。根据eGFR值，将患者分为4组：≥90ml/（min · 1.73m^2），60～89 ml/（min · 1.73m^2），45～59ml/（min · 1.73m^2），30～44 ml/（min · 1.73m^2）。共随访25 985 361人年，平均随访8.97年，7107例患者进入到ESRD，年龄在40岁而未患ESRD的患者组中，男性ESRD罹患风险为2.66%，女性为1.76%。肾

小球滤过率较低的患者罹患风险较高，对于GFR在44～59ml/（min·1.76 m²）的患者，男性ESRD的罹患风险为7.51%，女性为3.21%。然而肾功能相对较好的患者〔GFR在60～89ml/（min·1.76m²）〕，其ESRD的罹患风险分别为1.01%和0.63%。与女性相比，男性在所有年龄阶段和不同eGFR分层阶段，ESRD罹患风险均较高（图21）。

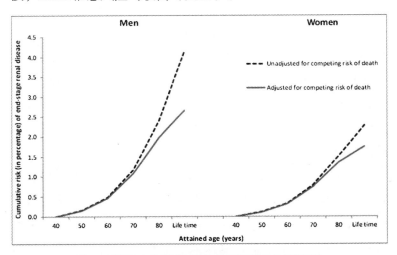

图21　男性和女性随着年龄的增加患ESRD的累积风险

总之，大约有1/40中年男性、1/60女性在其生存期内会发展为ESRD，这些以人口为基础进行估算的数据有助于公共卫生政策者做出决定。

（编者者：朱君玲　　审校：宁晓暄）

参考文献：Turin T C, Tonelli M, Manns B J, et al. Lifetime risk of ESRD[J]. J Am Soc Nephrol, 2012, 23(9): 1569−1578

终末期肾脏病合并糖尿病和非糖尿病个体死亡率相当

慢性肾脏病是一种全球的公共健康问题，影响全世界10%～16%的成年人。慢性肾脏病的特点是肾小球滤过率（eGFR）降低和大量蛋白尿，且与不良预后有关。在发达国家，糖尿病是慢性肾脏病的最主要原因，伴随糖尿病导致的慢性肾脏病患者总死亡率、心血管死亡率以及肾脏衰竭的风险急剧增加。

为了评估糖尿病和非糖尿病患者在eGFR、白蛋白尿和死亡率以及肾脏结局之间是否有联系，作者进行了荟萃分析。研究选取2011年3月至2012年6月的数据进行分析。本文采用Cox比例风险模型来估计糖尿病和非糖尿病患者的死亡风险比（HR）、终末期肾脏疾病（ESRD）患者相关的eGFR及蛋白尿。本文分析纳入了1 024 977人，其中128 505为糖尿病患者。这些人群来自30个普通和高心血管疾病风险人群以及13个慢性肾脏病人群。在平均随访的8.5年（SD5.0）内，普通及高心血管疾病风险人群中，因各种原因导致死亡的人数为75 306人。对心血管疾病死亡率研究的23项数据表明，在平均随访的9.2年（SD 4.9）内，21 237位患者死于心血管疾病。在普通和高风险人群中，糖尿病患者的死亡风险是非糖尿病患者的1.2～1.9倍。但是在GFR下降和ACR升高人群中，糖尿病和非糖尿病患者死亡风险相当，例如，全因死亡风险：eGFR 45ml/（min·1.73m^2）〔比95ml/（min·1.73m^2）〕，HR 1.35；95% CI 1.18~1.55；比1.33；1.19~1.48和ACR 30mg/g（比5mg/g），1.50；1.35~1.65比1.38~1.67。

结论：尽管糖尿病患者有着高死亡风险和发生ESRD风险，但是GFR和ACR可作为独立危险因素，无论是在糖尿病患者还是非糖尿病患者中。研究强调肾脏疾病作为判断临床结局的重要性。

（编者：孟　瑞　审校：许国双）

参考文献：Fox C S, Matsushita K, Woodward M, et al. Associations of kidney disease measures with mortality and end-stage renal disease in individuals with and without diabetes: a meta-analysis[J]. Lancet, 2012, 380(9854): 1662-1673

慢性肾脏病可作为冠心病的等位危险因素

成人治疗委员会Ⅲ（ATPⅢ）指南将糖尿病定义为冠心病的等位危险因素，也就是说糖尿病患者发生心血管事件的危险性与既往发生过心肌梗死患者的危险性相当，有数据表明部分原因是由于糖尿病患者具有较高的心血管事件发病率。同时专家组建议将慢性肾脏病也作为冠心病的等位危险因素。慢性肾脏病，尤其是存在蛋白尿的患者有较高的心血管事件发病率。然而，慢性肾脏病是否真的可以跟糖尿病一样作为冠心病的等位危险因素，目前证据尚不足。

本队列研究回顾了加拿大和美国的两个数据库，对1 268 029个研究对象进行回顾性分析：分为既往曾经发生过心肌梗死组，既往从未发生过心肌梗死组，而后者又分为四组：单纯糖尿病组、单纯慢性肾脏病组、糖尿病合并慢性肾脏病组和既无糖尿病又无慢性肾脏病组。中位随访期为48个月，观察各自的心肌梗死发生率。研究结果显示：在随访的时间内有11 340（1%）观察对象发生心肌梗死。而未调整的心肌梗死发生率最高的为既往曾发生过心肌梗死组的患者（每年每1000位患者18.5例，95% CI是17.4～19.8）。在其他四组中，糖尿病组发生心肌梗死比例低于慢性肾脏病组（每年每1000位患者5.4例，5.2～5.7对比，每年每1000位患者6.9例，6.6～7.2，$P<0.0001$）。同时发现，在eGFR<45ml/（min·1.73m^2）合并严重蛋白尿人群中心肌梗死发生率更高

（每年每1000位患者12.4例，9.7～15.9）（图22）。

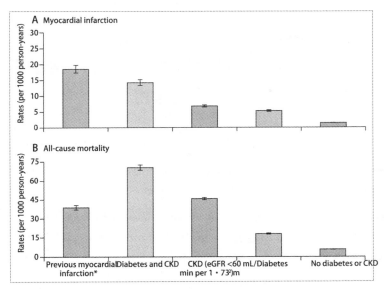

图22　未调整的心肌梗死发生率（A）与全因死亡率（B）

因此基于上述研究，认为慢性肾脏病可以作为冠脉事件的等位危险因素。

（编者：赵丽娟　审校：何丽洁）

参考文献：Tonelli M, Muntner P, Lloyd A, et al. Risk of coronary events in people with chronic kidney disease compared with those with diabetes: a population-level cohort study[J]. Lancet, 2012, 380(9844): 807-814

非糖尿病的慢性肾脏病患者中，钠盐摄入限制ACEI类药物的作用

尿蛋白排泄量是慢性肾脏病患者肾功能进展的主要决定因素。因此伴或不伴有糖尿病的慢性肾脏病患者，若要减慢终末期肾脏病进程就应该最大程度地降低尿蛋白排泄量，理想目标是<1g/d。RAS阻断剂如ACEI/ARB类药物是最有效的减少尿蛋白、延缓肾功能进展的降压药物。但是RAS阻断剂治疗的有效性取决于遗传、环境等多个因素。研究数据表明，高的钠盐摄入可以增加肾小球的高滤过性和激活RAS系统，从而降低RAS阻断剂的疗效。也就是说，高的钠盐摄入增加了尿蛋白的排泄量，加速了慢性肾脏病的进展。尚无研究证实在应用了RAS阻断剂的患者中，钠盐摄入、蛋白尿和肾脏病进程之间是否相关。

因此本文进行了一项在应用RAS阻断剂基础上关于钠盐摄入量与蛋白尿和肾脏病进程的研究。此项临床研究的对象为REIN（ramipril efficacy in nephropathy）和REIN-2的接受雷米普利5mg/d治疗的500名非糖尿病的慢性肾脏病患者。对这些患者进行24小时尿钠和肌酐水平监测。根据尿钠/肌酐值分为低钠盐摄入组（<100mEq/g）、中等钠盐摄入组（100~200mEq/g）和高钠盐摄入组（>200mEq/g）。随访大于4.25年，观察各组中发展至终末期肾脏病的比例。研究结果显示：共有92人（18.4%）发展至终末期肾脏病。低、中、

高钠盐摄入组的终末期肾脏病的发生率分别为6.1 （95% CI 是3.8～9.7）、 7.9 （95% CI是6.1～10.2）、 18.2 （95% CI是 11.3～29.3）/100患者年，P<0.001。当24小时尿钠/肌酐值每增 加100mEq/g，发展至终末期肾脏病的风险就增加1.6倍（通过 尿蛋白基线水平调整后为1.38倍）（图23）。

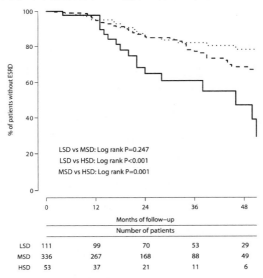

图23 在500个慢性肾脏病伴有蛋白尿患者中，高的钠盐摄入加速终末期肾脏病 进程。Kaplan-Meier 生存曲线表明了低钠盐摄入组、中等钠盐摄入组、高 钠盐摄入组三组发展至终末期肾脏病的时间

因此，在非糖尿病的慢性肾脏病患者中，高的钠盐摄入 （>14g/d）限制了ACEI类药物的降蛋白作用，增加了发展至终 末期肾脏病的风险，且此作用与血压的控制无关。

（编者：赵丽娟　审校：何丽洁）

参考文献：Vegter S, Perna A, Postma M J, et al. Sodium intake, ACE inhibition, and progression to ESRD[J]. J Am Soc Nephrol, 2012, 23(1): 165-173

儿童慢性肾脏病心血管疾病发生率高

美国调查数据显示1~19岁人群的死亡率为0.31/千人，但是在1~19岁的透析和移植人群中死亡率明显增加，分别为35.6/千人和3.5/千人。在过去的20余年，心血管疾病被认为是导致慢性肾脏病儿童死亡的主要原因。研究显示：在维持性透析人群中，由于心血管疾病导致死亡的发生率高于普通人群100倍。Parekh等人数据分析显示在0~30岁人群中由于心脏疾病导致死亡的占所有死亡人数的23%。后续的一些调查研究也证实，无论是儿童还是成人终末期肾脏病或儿童慢性肾脏病，心血管疾病是导致死亡的主要原因。在澳大利亚和新西兰透析和移植死亡人群中，40%~50%是由于心血管疾病导致的（图24）。

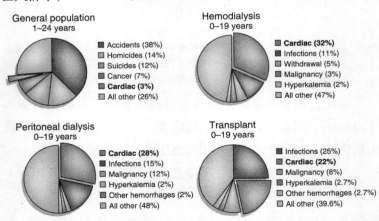

图24 在血液透析、腹膜透析、肾移植以及总的儿童死亡患者中，不同死亡原因所占比例，数据来自2011年USRDS和Mathews等

这一观察结果激发了大量关于心血管危险因素、疾病发病机制和早期心血管疾病指标的研究。同成人相似，肾脏病儿童有非常高的传统的以及与毒素相关的心血管危险因素。早期心肌损害指标如左心室肥大和功能紊乱，以及早期动脉粥样硬化指标如增加的颈动脉血管内膜、中膜厚度，颈动脉壁的僵硬度，冠状动脉钙化，这些指标在慢性肾脏病儿童尤其是维持性透析儿童中很常见。在一些没有早期心脏疾病表现的慢性肾脏病儿童中，可以通过早期预防和治疗心血管疾病而获益。

减慢慢性肾脏病进程，以及尽可能的早期肾移植是目前认为的减少儿童心血管事件发生和死亡的最佳治疗策略。

（编者：赵丽娟　审校：何丽洁）

参考文献：Mitsnefes M M. Cardiovascular disease in children with chronic kidney disease[J]. J Am Soc Nephrol, 2012, 23(4): 578-585

慢性肾脏病中血清24,25-二羟维生素D浓度减少

慢性肾脏病（CKD）进行性进展可引起肾单位和肾功能不可逆的丧失，导致代谢产物和毒素潴留，水电解质和酸碱平衡紊乱以及内分泌失调，常常进展为终末期肾衰竭（ESRD）。由于具有发病率高、心血管并发症发病率高、病死率高的特点，已经成为全球性公共健康问题。

CKD患者常伴有1,25-二羟维生素D〔$1,25(OH)_2D$〕水平下降，CYP24A1是$25(OH)D$和$1,25(OH)_2D$分解代谢过程中的关键酶，而$24,25(OH)_2D$是$25(OH)D$的一级代谢产物。该研究应用光谱分析检测了278例CKD患者血清中$24,25(OH)_2D$的含量，结果表明血清中$24,25(OH)_2D$的含量与患者的预后相关，且与eGFR水平呈正相关，尤其是eGFR $< 60ml/$（$min \cdot 1.73m^2$）时。eGFR$\geqslant 60ml/$（$min \cdot 1.73m^2$）、$45 \sim 59ml/$（$min \cdot 1.73m^2$）、$30 \sim 44ml/$（$min \cdot 1.73m^2$）、$15 \sim 29ml/$（$min \cdot 1.73m^2$）以及$< 15ml/$（$min \cdot 1.73m^2$）的患者，其血清$24,25(OH)_2D$浓度的中位数分别为3.6ng/ml、3.2ng/ml、2.6ng/ml、2.6ng/ml和 1.7ng/ml。同样的，$1,25(OH)_2D$水平也与患者的eGFR正相关，而$25(OH)D$的水平则与eGFR无相关性，血清$24,25(OH)_2D$的浓度与$25(OH)D$的浓度相关，而与$1,25(OH)_2D$无相关性。非西班牙黑人种族中，糖尿病、蛋白尿以及低血清碳酸氢盐和低浓度

24,25(OH)$_2$D有重要的相关性。与25(OH)D 和1,25(OH)$_2$D相比较，24,25(OH)$_2$D 浓度和甲状旁腺激素（PTH）的相关性更为密切。在未校正的数据分析中，血清24,25(OH)$_2$D 浓度低于中位数的患者，其死亡的风险增加。因此，对于慢性肾脏病患者，维生素D的代谢障碍主要表现为1,25(OH)$_2$D合成减少以及维生素D分解代谢减少。25(OH)D 的分解代谢减少可使患者发生继发性甲状旁腺功能亢进和死亡的风险增加，还需进一步研究分析24,25(OH)$_2$D 和临床结果的相关性，以确定24,25(OH)$_2$D 是否可以为治疗CKD提供新的策略。

（编者：吴卫妮　审校：孙世仁）

参考文献：Bosworth C R, Levin G, Robinson-Cohen C, et al. The serum 24, 25-dihydroxyvitamin D concentration, a marker of vitamin D catabolism, is reduced in chronic kidney disease[J]. Kidney Int, 2012, 82(6): 693-700

青少年和儿童慢性肾脏病的维生素D缺乏很常见

成人及儿童均普遍存在维生素D缺乏，导致骨质和矿物质代谢紊乱。既往多项研究证实维生素D缺乏与心血管疾病、胰岛素抵抗、糖尿病、自身免疫性疾病、感染和炎症反应等多种疾病有关。最近的研究证实，慢性肾脏病患者心血管疾病、自身免疫性疾病、贫血、炎症反应等发病率增加的重要原因是维生素D缺乏。成年人慢性肾脏病前瞻性研究证实维生素D缺乏是慢性肾脏病进展和死亡率增加的危险因素。维生素D缺乏会引起儿童肾脏病患者肌无力。维生素D缺乏的诱因包括：种族、年龄、性别、地域、季节等。青少年和儿童维生素D缺乏症状普遍存在，而慢性肾脏病儿童皮肤光合作用受损、维生素D结合蛋白和白蛋白随尿液流失、乳品摄入受限、磷酸盐形成等均可加重维生素D缺乏。但是，青少年和儿童慢性肾脏病与维生素D缺乏之间是否存在必然联系尚不清楚。

美国俄亥俄州辛辛那提儿童医院医学中心Heidi等随机选取了182名青少年（5～21岁）慢性肾脏病患者，与276名同样年龄段健康青少年进行对比研究，发现25–羟基维生素D_3与1,25双羟基维生素D_3存在正相关，与炎症反应标记C反应蛋白和IL–6负相关，而肾脏疾病的病情严重程度与C反应蛋白和IL–6正相关。因此，严重的慢性肾脏病青少年和儿童维生素D

缺乏明显。这一实验是第一个对慢性肾脏疾病儿童和青少年与健康同龄人在维生素D缺乏方面的大样本研究，通过这一实验可知，健康青少年和儿童以及慢性肾脏病青少年和儿童维生素D普遍缺乏，但是慢性肾脏病儿童和青少年维生素D缺乏更加明显。

结论：维生素D缺乏在慢性肾病青少年和儿童患者中非常普遍，尤其在合并低蛋白血症和FSGS患者中。

（编者：冯世栋　审校：许国双）

参考文献：Kalkwarf H J, Denburg M R, Strife C F, et al. Vitamin D deficiency is common in children and adolescents with chronic kidney disease[J]. Kidney Int, 2012, 81(7): 690–697

慢性肾脏病改变肠道菌群

正常人群的肠道菌群有营养和保护功能。肠道中的微生物在与机体代谢相互作用的过程中，形成了一个充满活力的共生生态系统。在正常情况下，肠道微生物可提供营养和保护功能。此外，正常的肠道菌群，可以影响能量代谢，促进碳水化合物的吸收，并有助于氮和微量元素的动态平衡。尿毒症患者饮食限制（水果、蔬菜和高纤维食物）、药物干预（磷结合剂、EPO、铁剂等）改变了肠道的微环境，肠道排泄尿素增加、结肠上皮分泌尿酸和草酸盐也改变肠道的微环境。富含氮的废弃物，尤其是尿素或者尿酸，通常可以在患者体液中积累，这就会导致大部分废弃物通过人类肠道来进行排放，使得利用其作为营养物质的微生物群落处于优势地位，慢慢地使得患者肠道的微生物菌群失调。

美国的一项研究表明，尿毒症改变了肠道菌群的组成，但是该现象对机体的影响仍需研究进一步证实。

本研究选取了24名血液透析患者为ESRD组，平均年龄57±14岁，男性6名，血液透析时间>3个月；12名健康人为对照组，平均年龄51±12岁，男性4名。收集他们的大便，并对粪便进行微生物DNA鉴定肠道菌群种类，通过微阵点测定细菌量。为排除个体差异、共患病、饮食及药物干预的影响，采用体重为225~250g雄性SD大鼠，5/6肾切除制作肾衰竭模型组6只，假手术组6只，饲养8周后留取粪便进行分析。

　　研究表明，ESRD组与对照组相比，190种细菌株有显著性差异，其中短状杆菌、肠科杆菌、盐单胞菌科、莫拉菌科、涅斯捷连科菌、多囊菌科、假单胞菌科和发硫菌科显著增加。SD大鼠研究表明，5/6肾切除肾衰竭模型组与假手术组相比，175种菌株存在显著性差异，减少最显著的是乳科杆菌和普雷沃菌科。从而证实尿毒症患者的肠道菌群发生了显著改变。但是对于肠道菌群改变对机体的影响需要进一步的研究。

（编者：马　峰　审校：黄　晨）

参考文献：Vaziri N D, Wong J, Pahl M, et al. Chronic kidney disease alters intestinal microbial flora[J]. Kidney Int, 2013, 83(2): 308–315

二磷酸盐在慢性肾脏疾病中应用的安全性和有效性评估

二磷酸盐（bisphosphonates）自从30多年前被发现对于钙盐代谢的作用以来，已成为临床上最重要的调节钙盐循环的药物之一。二磷酸盐对钙盐的调节作用是通过其对破骨细胞的抑制作用实现的，其结构与焦磷酸盐非常类似，可以与非水解性的ATP类似物相结合，抑制细胞内ATP依赖性酶的活性，而这些酶所调控的分子信号转导途径被抑制将会导致细胞水平破骨细胞作用降低，并最终导致组织水平的改变，即骨转换率的降低及骨组织形态学的改变。二磷酸盐优先结合于转换率高的骨组织，并受到局部血供、部位、年龄和性别的影响，其在松质骨中的分布明显高于皮质骨，骨组织中二磷酸盐量的堆积并不会使其作用累加，只有结合于骨小梁表面的二磷酸盐才具有活性。二磷酸盐由于其特异的骨组织亲和力及显著的骨吸收抑制作用，目前正被广泛用于骨质疏松症、转移性骨肿瘤、Paget病、成骨不全、高钙血症等疾病的预防与治疗。二磷酸盐的口服利用率很低，并且其吸收还受到食物、铁、钙等制剂的影响，血浆半衰期很短，仅数小时，但其在骨组织中的半衰期可长达数年，被吸收部分的20%～80%被骨组织摄取，而其余的以原形从尿液中排出（图25）。二磷酸盐在临床有静脉与口服两种制剂，使用静脉二磷酸盐可以引起急性肾脏损伤，但是口服二磷酸盐是否同样引起肾脏损伤尚不清楚。

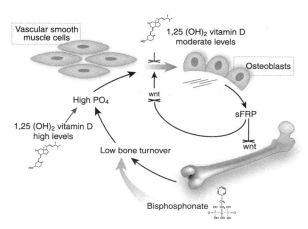

图25　二磷酸盐对血管细胞钙化作用示意图

加拿大西部安大略大学医学中心Shih等对二磷酸盐造成急性肾脏损伤的风险进行临床研究，选取66岁以上骨折患者122 727例，随机分为二磷酸盐治疗组18 286例和非二磷酸盐治疗组104 441例，疗程共120d，实验结果显示试验组与安慰剂组发生急性肾脏损伤的概率无统计学差异，口服二磷酸盐不会增加老年性骨质疏松骨折患者发生急性肾脏损伤的风险。

虽然研究证实口服二磷酸盐不会增加急性肾脏损伤，但是，在合并慢性肾脏病的老年骨折患者中肾脏的药物排泄速度缓慢，高血药浓度导致二磷酸盐在体内多脏器蓄积，可能会加重血管钙化、肾小球血管损伤、进入终末期肾病的进程。二磷酸盐在老年骨质疏松骨折患者合并慢性肾脏病中是否具有同样的安全性和有效性有待于进一步研究。

（编者：冯世栋　审校：宁晓暄）

参考文献：Ott S M. Bisphosphonate safety and efficacy in chronic kidney disease[J]. Kidney Int, 2012, 82(8): 833–835

慢性肾脏病贫血的机制

早在170年前，学者Ricard Bright将贫血与肾脏疾病联系起来。随着肾脏疾病进展，逐渐出现贫血，CKD 5期患者几乎100%伴有贫血。它不仅引起生活质量的下降，也增加了心血管疾病发生率、住院率和死亡率。

肾性贫血属于正细胞正色素性贫血。因为肾脏是产生EPO的最主要器官，因此肾性贫血的首要原因是EPO的减少。自从1980年生产出重组人EPO，贫血的治疗发生了革命性改变。此外，参与CKD贫血的原因还有：尿毒症相关的红细胞生成抑制因子的增加、红细胞寿命的缩短，以及因为食欲减低和血液透析丢失导致的营养缺乏（叶酸和维生素B_{12}）。血液透析患者存在铁平衡紊乱也被认为是目前造成贫血的主要原因之一。CKD患者存在铁的丢失，血液透析患者平均每年有1~3g铁的丢失，主要原因是尿毒症相关血小板功能障碍导致的慢性失血、频繁抽血，以及每次透析时残留在透析管道通路中的血液。除了上述途径之外，CKD患者也可能存在功能性铁缺乏、铁释放减少，表现为较低的血清转铁蛋白饱和度和正常或高的铁蛋白浓度。

机体铁稳态代谢具有非常复杂而紧密的调控体系，在正常生理状态下，约5%的铁由肠道吸收满足人体日常生理需要，95%的铁来源于巨噬细胞，巨噬细胞吞噬裂解衰老的红细胞，然后将解离出的铁离子泵回血液中再利用。铁调素（hepcidin）

是维持铁平衡的主要激素，由肝脏产生并分泌入循环，它在十二指肠上皮细胞、网状内皮巨噬细胞和肝细胞中结合铁泵蛋白Ferroportin并诱导其降解，从而抑制铁进入血浆（图26）。

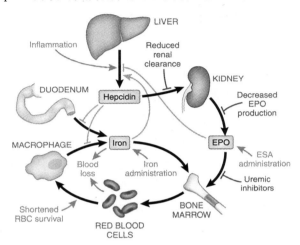

图26 慢性肾脏疾病贫血的机制。铁和EPO是骨髓中产生红细胞的重要原料。铁的获得受肝脏中激素Hepcidin的调控，它调节着食物中铁的吸收以及衰老红细胞铁的再利用。然而Hepcidin的水平也受铁和EPO的负反馈调节。对于慢性肾脏疾病，特别是已开始进行血透的患者，Hepcidin的水平总是高的，可能是由于肾脏的清除减少或炎症刺激产生，导致铁缺乏性红细胞生成减少。CKD时EPO的产生减少，同时红细胞生成抑制因子产生（尿毒症时）、红细胞寿命缩短和血液丢失，都可促使贫血的发生

　　文献报道，在肾脏清除率下降时，hepcidin表达是增加的。阻断hepcidin表达和激活Ferroportin活性可能会改善饮食中铁的吸收和自身铁的动员，并且可以使静脉铁的需要量降至最小。

（编者：娄未娟　审校：刘宏宝）

参考文献：Babitt J L, Lin H Y. Mechanisms of anemia in CKD[J]. J Am Soc Nephrol, 2012, 23(10): 1631-1634

CKD患者肾功能降低和异常心脏构型相关

　　CKD可增加心血管事件危险和死亡率，同时也增加心衰（HF）发生率，即便是肾功能轻度下降也能增加心血管事件的危险，尤其增加心衰风险。近期研究表明：从亚临床肾脏病到进展性CKD阶段，肾功能和心衰风险之间呈现相关性。因胱抑素C不受肌肉容量的影响，一些研究用它来评价肾功能情况。CKD患者心衰的发病机制尚未阐明，但可能和心脏结构异常及容量相关。在未发生心衰的患者中，肾功能也可与心脏结构变化相关，包括左心室肥大（LVH）。之前的很多研究分别评估了CKD快速进展、需要透析以及CKD初期的患者肾功能和左心室肥大之间的关系，结果表明超过三分之一的CKD患者发生LVH。还有一些小型队列研究也评价了CKD患者心脏的舒张功能。然而，至今为止还没有一项大型研究来评价CKD分期与心脏结构变化和功能之间的关系。本研究旨在验证心脏构型变化导致GFR下降进而加速心衰这一假说。本文作者假设亚临床心脏变化在CKD初期就已开始，这种关系随着CKD进展强化。

　　在慢性肾功能不全人群队列（CRIC）研究中，作者通过对3487名患者的横断面研究，分析了无临床心衰表现的CKD受试者的超声心动图结果。应用胱抑素C和血肌酐估算GFR（eGFRcys、eGFRcr），主要目的是分析和比较肾功能和左心室重量、左心室肥厚（LVH）、左心室构型、舒张期功能障碍和收缩期功能障碍之间的关系。结果表明当eGFR水平分别为≥60ml/（min·1.73m²）、45~59ml/（min·1.73m²）、30~44ml/（min·1.73m²）及<30ml/（min·1.73m²）时，超声心动图显示左心室肥厚的发生率分别为32%、48%、57%及75%。应用调整后的多变量分析，相对eGFR水平≥60ml/（min·1.73m²）、eGFR水平<30ml/（min·1.73m²）时，LVH发生的几率高出2倍（OR=2.20, 95% CI是1.40~3.40; P<0.001）。肾功能下降也和左心室构型异常相关，却与舒张或收缩功能障碍无关。相对eGFR水平≥60ml/（min·1.73m²），eGFR水平30~44ml/（min·1.73m²），肾功能下降也和LVH及异常LV构型显著相关（图27）。

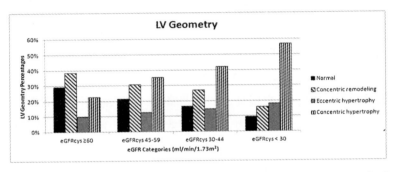

图27 通过eGFRcys水平进行的左心室构型的分类。eGFR下降，加速左心室构型的改变，增加左心室肥厚的患病率

因此本文提示，在这项大型CKD研究人群中，肾功能降低和异常心脏构型相关，但未发现肾功能降低和心脏收缩或舒张功能相关。

（编者：于 艳 审校：张 鹏）

参考文献：Park M, Hsu C Y, Li Y, et al. Associations between kidney function and subclinical cardiac abnormalities in CKD[J]. J Am Soc Nephrol, 2012, 23(10): 1725-1734

Cd151敲除对终末期肾病小鼠模型血压的影响

动物模型和大规模的人群的血压分布及血压与肾脏疾病关系的流行病学调查和临床研究均证实，高血压可以导致肾脏损害。原发性高血压肾损害根据高血压和肾小动脉病理特征的不同分为良性肾小动脉硬化和恶性肾小动脉硬化两类。临床上所见的大多数是良性肾小动脉硬化，病理以广泛肾小球入球小动脉透明样变和小叶间动脉肌内膜增厚为特征。

正常成年人每天经肾脏产生的超滤液大约是180L，故而肾小球毛细血管压力很高，因此与肾小球基底膜相连的肾脏足细胞承受着相当大的压力，为了有效维持肾小球的滤过屏障功能，足细胞必须与基底膜紧密相连以抵消强大的压力。而这种连接主要通过整合素 $\alpha 3 \beta 1$ 与基底膜层粘连蛋白-521的结合，进而与胞内细胞骨架肌动蛋白结合，从而形成整合素-层粘连蛋白-肌动蛋白轴。

Cd151可影响 $\alpha 3 \beta 1$ 整合素与基底膜层粘连蛋白-521的结合以及基底膜成熟，研究发现Cd151基因的移码突变可导致人类遗传性肾病的发生，同时伴有皮肤疱疹、神经性耳聋及 β 地中海贫血。有研究表明Cd151与 $\alpha 3$ 、 $\alpha 6$ 整合素共同结合到层粘连蛋白可维持上皮细胞完整性，体外实验表明Cd151还可增强 $\alpha 3$ 整合素与层粘连蛋白-511/521结合活性，但是足细胞

Cd151是否能与α3整合素形成功能性的复合物，并对整合素介导的细胞黏附有影响尚无报道。因此本实验建立了足细胞-基底膜模型，即人足细胞黏着受体——α3β1整合素与原位跨膜蛋白Cd151相互作用模型。结果显示，敲除小鼠肾小球上皮细胞Cd151基因，可重新分配细胞基质中的α3β1整合素的分布从而降低层粘连蛋白的黏附性。此外，体内实验显示，特定敲除足细胞Cd151基因，可导致肾小球肾病的发生。虽然有研究表明，肾小球Cd151全基因敲除的B6小鼠不易罹患肾脏疾病，但是高血压及毛细血管滤过压的升高仍可诱导肾病的发生，并且在易感肾病的Cd151全基因敲除FVB小鼠中抑制血管紧张素酶的活性可延长小鼠的平均寿命。以上结果证明，Cd151是介导足细胞整合素和基底膜紧密连接的重要修饰基因，血压在Cd151基因敲除诱导肾病模型的发生发展中起促进作用。因此，应用ACEI类药物可用于治疗足细胞Cd151基因缺陷诱导的肾脏病。

（编者：孙文娟　审校：孙世仁）

参考文献：Sachs N, Claessen N, Aten J, et al. Blood pressure influences end-stage renal disease of Cd151 knockout mice[J]. J Clin Invest, 2012, 122(1): 348-358

TGF-β1通过抑制microRNA29促进胶原表达和肾脏纤维化

　　糖尿病肾病是糖尿病常见的一种微血管并发症，也是糖尿病患者死亡的主要原因，其主要病理特征是细胞外基质的过度沉积，导致肾小球和肾小管基底膜增厚以及系膜增生，而且由此导致的肾小球硬化和间质纤维化是各种慢性肾脏患者的共同结局。促纤维化因子TGF-β1参与调节某些microRNAs（miRNAs）分子的表达，提示miRNAs在肾脏纤维化的形成过程中发挥着重要作用。新近研究发现，miRNAs通过作用于蛋白翻译和mRNA的稳定性来调节靶基因的表达参与纤维化的形成过程，促进疾病的进程。高糖环境下的生长因子、细胞因子和活性氧共同促进糖尿病相关性肾脏损伤的发生，在这些效应因子中，TGF-β1是重要的启动分子，通过下游的Smad信号通路引起多种基因表达改变，从而促进肾脏纤维化的发生。澳大利亚墨尔本的糖尿病并发症中心Bo Wang等检测了TGF-β1对近端小管上皮细胞、系膜细胞和足细胞中miRNAs和胶原合成的影响，发现TGF-β1减少了miR-29a/b/c家族的表达，增加了细胞外基质（ECM）的合成。生物信息学分析表明，Ⅰ型和Ⅳ型胶原是miR-29潜在的靶基因，进一步实验证实，miR-29可直接作用于Ⅰ型和Ⅳ型胶原3'-UTR，显著降低Ⅰ型和Ⅳ型胶原mRNA和蛋白表达水平。此外，在糖尿病肾脏早期和进展期临床标本及动物模型中发现miR-29的表达均降低，同时在非糖尿病肾病肾脏纤维化临床标本中也发现miR-29的低表达，提示miR-29参与了多种肾脏疾病的肾脏纤维化过程。在给予Rho激酶抑制剂法舒地尔（fasudil）后miR-29的表达部分恢复，并抑制了肾脏纤维化进展。早期有研究证实，TGF-β1调节miR-192/215，导致ECM沉积，促进肾脏纤维化。本研究结果显示，TGF-β1抑制miR-29家族的表达，并增加了ECM的合成，丰富了TGF-β1调控miRNAs促进肾脏纤维化的分子网络（图28）。结果提示，miRNAs可成为治疗进展性肾脏纤维化的新靶点。

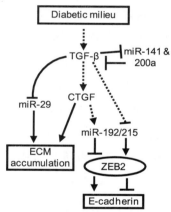

图28　miRNAs在糖尿病肾病肾脏纤维化发生中的作用

（编者：赵阿丽　审校：黄　晨）

参考文献：Wang B, Komers R, Carew R, et al. Suppression of microRNA-29 expression by TGF-beta1 promotes collagen expression and renal fibrosis[J]. J Am Soc Nephrol, 2012, 23(2): 252-265

ACEI靶分子microRNA-324-3p可促进肾脏纤维化

Munich Wistar Fromter（MWF）是一种先天肾单位缺失、肾小球肥大、大量蛋白尿的近亲交配大鼠，随着年龄的增长雄性常表现为进展性的高血压和明显的蛋白尿。血管紧张素Ⅱ（Ang Ⅱ）对蛋白尿的形成和肾小球的损伤有直接作用，因此利用ACEI治疗MWF大鼠可使其免于肾脏损害，其机制主要是通过保留和重塑肾小球滤过屏障，从而消除蛋白尿和肾小球硬化。最新研究表明，miRNA在肾脏纤维化的发生过程中发挥作用，但其机制尚不十分清楚。意大利Benedetta Mazzinghi等研究了miRNA是否对MWF大鼠的纤维化进程有调节作用。通过肾小球显微切割比较正常大鼠和MWF大鼠miRNAs表达谱分析发现，miR-324-3p在MWF大鼠的表达升高最明显，原位杂交结果显示miR-324-3p主要表达于皮质区的肾小管上皮细胞，同时在肾小球足细胞和鲍曼氏囊壁细胞中可检测到。miR-324-3p作用靶点是脯氨酰内肽酶Prep（prolyl endopeptidase, Prep），后者参与血管加压素的代谢和抗肝纤维化肽N-乙酰丝氨酸天冬氨酸赖氨酸脯氨酸（Ac-SDKP）的合成。在瞬时转染miR-324-3p mimic核苷酸序列肾小管细胞后可以显著降低Prep的活性，报告基因实验进一步证实Prep是miR-324-3p直接靶基因。在MWF大鼠中，高表达miR-324-3p，而其靶基因

Prep在肾小球和小管中低表达，两者呈负相关，Prep下游分子Ac-SDKP在尿中表达显著降低。使用血管紧张素转换酶抑制剂（ACEI）后肾小球和小管中miR-324-3p的表达水平下降，肾脏Prep表达水平增加，血浆和尿中Ac-SDKP增加，肾脏纤维化的进程得到抑制。

综上所述，miR-324-3p/Prep通路失调可以促进进展性肾病的纤维化过程，而ACEI对肾脏的保护作用可能与其对该通路的调节相关，提示miR-324-3p有望成为新的治疗靶点。

（编者：赵阿丽　审校：黄　晨）

参考文献：Macconi D, Tomasoni S, Romagnani P, et al. MicroRNA-324-3p promotes renal fibrosis and is a target of ACE inhibition[J]. J Am Soc Nephrol, 2012, 23(9): 1496-1505

中和FGF23可改善肾脏病继发的甲状旁腺功能亢进，但增加患者死亡率

慢性肾脏疾病的钙磷代谢紊乱与继发性甲状旁腺功能亢进以及纤维生长因子23（FGF23）的升高密切相关。FGF23由成骨细胞和骨细胞分泌，是血磷和血中维生素D的调节剂。FGF23通过升高维生素D和血钙的水平，可更早期地促进甲状旁腺功能亢进的发生。在慢性肾脏病人群中存在心血管事件发生的高风险和相对高的死亡率，血管钙化是心血管事件死亡的主要预测因子。有研究提出高水平FGF23可能会导致继发甲状旁腺功能亢进的发生和死亡率的增加。为进一步证实这一假设，作者利用FGF23中和抗体，在大鼠早期慢性肾脏病矿物质和骨代谢紊乱（CKD-MBD）模型中应用FGF23抗体 6周后，观察FGF23抗体通过改变继发性甲状旁腺功能亢进以及相关并发症的作用能否影响CKD-MBD的进展。本研究通过给予CKD-MBD大鼠高磷饮食后随机分为3组：注射高剂量FGF23的单克隆抗体、低剂量FGF23的单克隆抗体和对照同型抗体。结果发现与低剂量组相比：①高剂量组血磷及血钙水平增高；②高剂量组死亡率增高；③FGF23抗体对心肌肥大及血流动力学改变没有影响；④高剂量组CKD大鼠主动脉钙化率较高；⑤FGF23抗体对CKD-MBD大鼠肾脏病理没有影响；⑥FGF23抗体可改善CKD-MBD大鼠中高甲状旁腺素引起的骨疾病（图29）。

综上所述，在CKD-MBD大鼠模型中，中和FGF23可改善肾脏病继发性甲状旁腺功能亢进，但也可导致钙磷代谢紊乱，增加了死亡率，从而限制了FGF23单抗的应用。

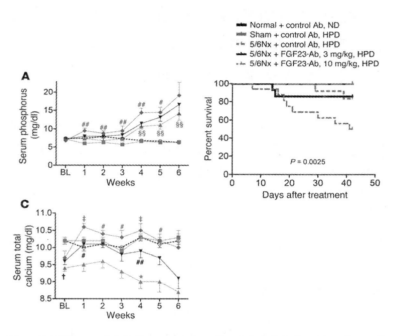

图29　高剂量FGF23中和抗体组，CKD-MBD模型大鼠生存率明显降低；并且可使血磷和血钙升高

（编者：娄未娟　审校：宁晓暄）

参考文献：Shalhoub V, Shatzen E M, Ward S C, et al. FGF23 neutralization improves chronic kidney disease-associated hyperparathyroidism yet increases mortality[J]. J Clin Invest, 2012, 122(7): 2543-2553

在慢性肾脏病高磷饮食的小鼠中，维生素D受体激动剂可增加klotho蛋白和骨桥蛋白的表达并减少主动脉钙化

在慢性肾脏病中血管钙化很常见，而且心血管事件仍然是其主要的死亡原因。给予慢性肾脏病患者小剂量维生素D受体激动剂（VDRAs），可明显提高患者的生存率，但其作用机制目前仍不清楚。因此，Lau及其同事利用慢性肾脏病小鼠模型，给予高磷饮食以诱导主动脉中膜钙化并观察两种VDRAs的治疗效果。小鼠腹腔内注射骨化三醇或帕立骨化醇（每周3次，共3周）。与对照组相比，两种治疗组中仅有一半出现了主动脉钙化，但是两种治疗组之间无显著差异。高磷饮食小鼠给予VDRAs治疗后，血清甲状旁腺激素和血钙水平并无明显变化。VDRAs治疗效果似乎与血清和尿液中klotho蛋白水平升高、尿磷酸盐增加、高磷血症纠正和血清成纤维细胞生长因子23降低有关。然而这些并没有影响弹性蛋白的重塑或炎症变化，相反，骨桥蛋白在主动脉中膜细胞的表达增加。帕立骨化醇可以诱导培养的小鼠血管平滑肌细胞中骨桥蛋白表达上调。

综上所述，给予慢性肾脏病患者小剂量VDRAs，可上调klotho和骨桥蛋白，减少主动脉钙化，但不影响血清甲状旁腺激素和血钙水平，这可能是VDRAs的主要作用机制。

（编者：车明文　审校：王汉民）

参考文献: Lau W L, Leaf E M, Hu M C, et al. Vitamin D receptor agonists increase klotho and osteopontin while decreasing aortic calcification in mice with chronic kidney disease fed a high phosphate diet[J]. Kidney Int, 2012, 82(12): 1261-1270

24,25(OH)$_2$D水平不能反映FGF23介导的维生素D代谢产物分解

CKD患者常出现血清甲状旁腺激素和成纤维细胞生长因子23（FGF23）的持续升高以及25(OH)D 和1,25(OH)$_2$D的降低。活性维生素D是胆固醇的衍生物，可从肝和鱼肝油等含量丰富的食物中摄取，但主要来源是皮肤合成。维生素D需要经过肝内25-羟化酶的作用而形成25-羟维生素D，然后在肾脏近端小管1-α羟化酶的催化下形成活性维生素D才能发挥生物学活性。1,25(OH)$_2$D的靶组织主要在小肠、骨骼和肾脏，对钙代谢的主要作用是升高血钙。如25-羟维生素D在肾脏24-羟化酶作用下，生成24,25(OH)$_2$D则被灭活。活性维生素D对肾脏钙磷的调节较复杂，其调节过程受多种因素影响。当肾功能受损、有效肾单位减少时，肾脏1-α羟化酶生成减少，导致1,25(OH)$_2$D水平降低，进而引起继发性甲状旁腺功能亢进，导致血清甲状旁腺激素（PTH）水平升高。

近年来研究发现，在慢性肾脏病过程中，由成骨细胞产生的FGF23是磷调节因子，其靶受体在近端肾小管，可抑制磷的重吸收，并通过刺激24-羟化酶介导的维生素D代谢产物的分解，从而减少25(OH)D和1,25(OH)$_2$D的产生。PTH激活Cyp27b1从而使25(OH)D转化为1,25(OH)$_2$D，而FGF23则抑制Cyp27b1活性、激活Cyp24a1，从而使25(OH)D和1,25(OH)$_2$D分别转化为无

活性的24,25$(OH)_2$D及1,24,25$(OH)_3$D。但是FGF23在异常维生素D代谢及继发性甲旁亢中的机制仍不明确。

该研究以Col4a3基因敲除小鼠和慢性肾脏病患者作为实验对象，通过检测血清25(OH)D产物24,25$(OH)_2$D的浓度，来验证Cyp27b1和Cyp24a1在维生素D分解代谢中的作用。结果显示，动物模型中血清FGF23浓度和25(OH)D、1,25$(OH)_2$D浓度呈负相关；CKD患者血清中FGF23浓度和1,25$(OH)_2$D浓度呈负相关，但与25(OH)D浓度无关。在小鼠肾脏中，FGF23上调24-羟化酶mRNA的表达，这可能与FGF23诱导了维生素D的代谢有关。可是在小鼠模型和患者体内，未发现血清活性Cyp24a1表达升高，也就是说24,25$(OH)_2$D浓度下降，而不是预期的升高。患者血清中低25(OH)D、高FGF23、高甲状旁腺素水平与血中低24,25$(OH)_2$D浓度有关。总之，该研究未能证明在慢性肾脏病中FGF23可升高24-α羟化酶，从而调节25(OH)D分解代谢。事实上，无论是在基因敲除小鼠中还是在CKD患者体内24,25$(OH)_2$D水平均没有升高。

（编者：孙文娟　审校：孙世仁）

参考文献：Dai B, David V, Alshayeb H M, et al. Assessment of 24,25(OH)2D levels does not support FGF23-mediated catabolism of vitamin D metabolites[J]. Kidney Int, 2012, 82(10): 1061-1070

钙敏感受体不依赖甲状旁腺激素调节血钙

正常人约99%的钙存在于骨组织，剩余1%的大部分存在于软组织及细胞外液中。正常血浆的总钙浓度为2.2~2.6mmol/L，血钙的存在形式有三种：离子钙、蛋白结合钙和小分子结合钙。离子钙占血浆钙的50%左右，在维持多种生物学功能中发挥了重要的作用，如维持神经肌肉及心肌兴奋性，参与多种物质的代谢及一系列重要的生命活动。正常人的钙主要由饮食摄入，机体摄入钙的80%~90%由肠道排出，虽然只有10%~20%由肾脏排出，但是肾脏对Ca^{2+}排泄的调节却是机体维持细胞外液Ca^{2+}平衡的重要部分。

甲状旁腺激素（PTH）是血浆Ca^{2+}的主要调节激素之一。PTH可刺激肾脏远端小管对Ca^{2+}的重吸收，增加血浆Ca^{2+}浓度；此外，PTH使近端小管的1α-羟化酶活性增加，将25(OH)D转化为有活性的1,25(OH)$_2$D，间接调节钙代谢。血浆Ca^{2+}浓度急剧下降可刺激甲状旁腺分泌PTH，而慢性血钙降低则导致甲状旁腺增生。目前认为，血浆Ca^{2+}浓度的变化对甲状旁腺这一作用受甲状旁腺细胞膜上的钙敏感受体（CaSR）调控。研究发现，当细胞外高钙时，CaSR可抑制PTH分泌，从而降低血钙浓度。此外，作用于CaSR的药物可治疗原发性及继发性甲状旁腺功能亢进。机体多种组织表达CaSR，如肾脏等。有研究表明，由于各种原因导致的血钙升高，肾脏的CaSR在降低血钙浓度过程中发挥了至关重要的作用。但是CaSR调控PTH

参与血钙调节的分子机制仍不明确。

该实验应用PTH喂养的甲状旁腺切除大鼠作为实验对象，研究CaSR如何调控PTH。抑制CaSR可选择性的增加肾小管对钙的吸收，提高血钙浓度，此过程不依赖于PTH的分泌情况，也不影响肠道对钙的吸收。应用二碳磷酸盐化合物预处理的动物模型，抑制CaSR可增加小管钙吸收，提高血钙浓度，但不依赖于PTH的改变，提示这一血钙浓度的增加并不是骨钙释放造成的。体外实验证实，肾脏髓袢升支粗段最先表达肾脏CaSR，应用钙敏感受体抑制剂后可增加钙的吸收和激活细胞旁路途径，但是不影响NaCl的重吸收。因此，实验组得出结论，CaSR可能不依赖PTH而直接调节血钙；通过激活细胞旁路途径提高血钙浓度，此过程与PTH和肠道钙吸收无关，是通过调节髓襻升支粗段钙离子重吸收实现的。这些实验结果均表明，CaSR可作为治疗原发性甲状旁腺功能减退的新靶点。

（编者：孙文娟　审校：孙世仁）

参考文献：Loupy A, Ramakrishnan S K, Wootla B, et al. PTH-independent regulation of blood calcium concentration by the calcium-sensing receptor[J]. J Clin Invest, 2012, 122(9): 3355-3367

激活素样激酶3（Alk3）是肾脏再生和逆转纤维化的重要分子

骨形态发生蛋白7（BMP7）是转化生长因子β（TGF-β）超家族分子中的一员，可抑制TGF-β介导的活性。BMP7绑定于三种Ⅰ型受体，BMP受体激活素样激酶2（Alk2）、素样激酶3（Alk3）和素样激酶6（Alk6），以及一种Ⅱ型受体BMPR2上，在不同的细胞类型中有不同的活性，可起到抗炎症、抗凋亡的作用，也可促进骨形成，因此是炎症、细胞凋亡和细胞分化的关键调节分子。本篇研究结果提示，Alk3在肾脏损伤早期水平升高。本研究还发现，在肾小管上皮细胞中Alk3的缺失可导致TGF-β1-Smad蛋白家族成员3（Smad3）的信号增强、肾小管上皮损伤和肾脏纤维化。这些均提示Alk3介导的信号在肾脏中有保护作用。基于对BMP-Alk3-BMP受体、2型（BMPR2）配体-受体复合物，以及有机化学合成的结构和功能分析，他们构建了针对Alk3受体功能的BMP信号的小肽激动剂。在5只急性和慢性肾损伤的小鼠模型中，发现一种肽类激动剂：THR-123，可抑制炎症反应、细胞凋亡和上皮-间质细胞转分化，最终逆转肾脏纤维化。THR-123特异的通过Alk3信号起作用，因此，Alk3基因删除小鼠的肾小管上皮细胞对THR-123治疗没有反应。THR-123和血管紧张素转换酶抑制剂如卡托普利联合治疗，可控制肾脏纤维化。本研究表明，BMP信号激动剂可成为临床上一个新的诱导肾脏再生、修复和逆转肾脏纤维化的治疗药物。

（编者：何丽洁　审校：王汉民）

参考文献：Sugimoto H, Lebleu V S, Bosukonda D, et al. Activin-like kinase 3 is important for kidney regeneration and reversal of fibrosis[J]. Nat Med, 2012, 18(3): 396-404

HIPK2是肾脏纤维化的关键调控蛋白

肾脏纤维化是导致不同类型肾脏疾病进展的一个共同过程。本研究小组研究了3种小鼠纤维化模型：第一组小鼠其基因组中转入HIV病毒蛋白基因，第二组小鼠注射了高剂量的叶酸，第三组小鼠中单侧肾脏的过滤被阻断，这些因素都能导致肾间质纤维化。应用计算系统生物学的方法鉴定了人HIV病毒转基因小鼠（同时存在肾小管间质纤维化和肾小球硬化的Tg26小鼠）中调节基因表达变化的蛋白激酶。作者证实了同源结构域作用蛋白激酶2（HIPK2）在肾脏纤维化中起着关键作用。在Tg26 小鼠以及不同肾脏疾病患者的肾组织中HIPK2都显著上调。一方面HIV感染可以通过促进氧化应激使HIPK2浓度增加，同时通过抑制SIAH1介导的HIPK2蛋白酶体降解来发挥作用。HIPK2可以通过激活p53、TGF-β-Smad3、 Wnt-Notch通路诱导肾脏上皮细胞凋亡和上皮-间质转分化标记的表达。在Tg26 小鼠以及其他小鼠模型中，HIPK2的敲除可以改善肾功能、减少蛋白尿和肾脏纤维化发生率（图30）。因此，HIPK2是抗肾脏纤维化治疗的潜在靶点。

（注： 采用系统学方法使本研究团队能够鉴定出一个药物靶标，这是一个在慢性疾病中被修饰了的调控蛋白HIPK2。这种蛋白在肾间质纤维化中的高活性，单靠标准检测基因表达变化方法是检测不出来的，但通过计算系统生物学来建模蛋白质网络，使研究团队能够最终追踪到这种调控蛋白。）

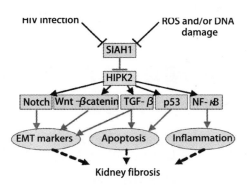

图30　敲除HIPK2可以通过各种信号通路预防HIV病毒转基因小鼠（Tg26）肾损伤

（编者：娄未娟　审校：刘宏宝）

参考文献：Jin Y, Ratnam K, Chuang P Y, et al. A systems approach identifies HIPK2 as a key regulator of kidney fibrosis[J]. Nat Med, 2012, 18(4): 580–588

EGFR信号通路促进了TGF-β诱导的肾脏纤维化

表皮生长因子受体（EGFR）是原癌基因C-erbB1的表达产物，属于受体酪氨酸激酶超家族（ErbB家族）成员之一，主要由胞外区、跨膜区、胞内区和羧基末端四部分组成。当EGFR与其配体（表皮生长因子或肿瘤生长因子-α）结合后，主要分三步激活下游信号的转导：①EGFR与配体结合活化后，其构象受到改变，形成同源二聚体或者是与ErbB家族其他受体形成异源二聚体；②EGFR的酪氨酸激酶区结合一个ATP分子，二聚体内发生自我磷酸化；③依次识别SH2蛋白的底物酶，将信号传导至细胞内，刺激细胞生长增殖。

TGF-β作为一个多效的细胞因子，是肾脏纤维化的关键调控因素，参与调节细胞的生长与分化，可通过趋化和活化炎性细胞，介导肾小管上皮细胞间充质转分化、刺激细胞外基质蛋白的合成、降低基质金属蛋白酶的活性、增加蛋白酶抑制剂的合成来促进细胞外基质的沉积等环节发挥促纤维化作用。

RAS在肾脏纤维化形成中同样扮演了重要角色，有研究表明，血管紧张素Ⅱ（AngⅡ）不仅可以激活TGF-β信号通路，也可活化EGFR，发挥促纤维化的作用，但其潜在的作用机制仍未完全阐明。

该研究应用近端小管EGFR基因敲除小鼠模型作为研究对象，结果显示激活EGFR依赖的ERK信号通路对调节TGF-β的

持续表达至关重要。持续活化Ang Ⅱ受体可导致活性氧自由基
（ROS）依赖的Src磷酸化，磷酸化的Scr可使EGFR持续磷酸
化，而持续磷酸化的EGFR可上调TGF-β的表达。应用遗传学
方法或者是药理学手段抑制EGFR可明显减轻TGF-β介导的纤
维化（图31）。可见，TGF-β介导的组织纤维化的发生主要
是通过持续的EGFR / ERK活化这一机制。因此，EGFR可能成
为纤维化防治的一个潜在治疗靶点。

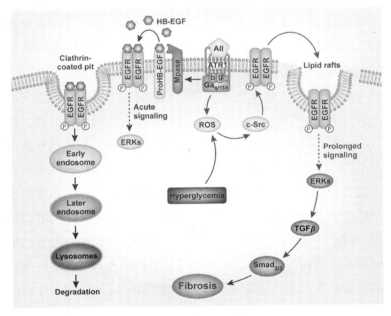

图31　ROS介导EGFR活化导致进行性间质损伤的机制

（编者：孙文娟　审校：孙世仁）

参考文献：Chen J, Chen J K, Nagai K, et al. EGFR signaling promotes TGFbeta-
dependent renal fibrosis[J]. J Am Soc Nephrol, 2012, 23(2): 215-224

成纤维细胞生长因子23在慢性肾脏病中的新进展

慢性肾脏病（chronic kidney disease，CKD）已成为人类面临的重要公共健康问题之一。CKD患者进展为终末期肾病（ESRD），并发心血管疾病及导致早产儿死亡的风险增加。磷代谢的紊乱与血液中成纤维细胞生长因子23（fibroblast growth factor 23，FGF23)的升高是CKD患者的早期表现之一。有研究表明，CKD可能是导致FGF23长期升高的主要原因，且FGF23亦是临床指标中升高最明显的分子。尽管FGF23升高可以帮助CKD患者维持血磷的正常水平，但有前瞻性研究表明：在透析前的CKD患者、ESRD患者和肾移植患者中，FGF23水平的升高与CKD的进展、心血管事件的发生及死亡率密切相关。FGF23起初被认为可以作为一项预测体内磷酸盐毒性的敏感指标，现在却认为FGF23升高可能是CKD患者出现不良预后的重要机制。美国迈阿密大学医学院的Myles Wolf对FGF23的相关文献进行综述，指出在健康人体内，FGF23的分泌受血磷、血钙、维生素D、甲状旁腺激素、铁的调节；与健康人相比，CKD时FGF23水平升高，并与血磷升高、活性维生素D水平降低、eGFR降低相关；CKD时FGF23升高与其受体表达不足有关，甲状旁腺中FGF受体表达不足导致了FGF23和甲状旁腺激素同时升高；FGF23水平升高与ESRD患者的死亡率增高相关，是透析前期CKD患者死亡的独立危险因素，是CKD患者肾功能恶化的独立危险因素，与肾移植受者死亡、移植物功能丧失独立相关，并有研究证实，FGF23升高与心血管危险因素，如高血压、糖尿病、肥胖密切相关。文章最后提出了多种降低FGF23的治疗方案，如低磷酸盐饮食，应用磷酸盐结合剂、西那卡塞、维生素D等，并指出这些方案可能改善CKD临床预后。

（编者：张　盼　审校：黄　晨）

参考文献：Wolf M. Update on fibroblast growth factor 23 in chronic kidney disease[J]. Kidney Int, 2012, 82(7): 737-747

脂多糖预处理的浆细胞样树突状细胞有保护实验性肾损伤的作用

在自身免疫性疾病和移植物抗宿主疾病中，浆细胞样树突状细胞在诱导免疫耐受、抑制异物排斥、调节免疫应答中发挥着重要作用。为了评估浆细胞样树突状细胞在肾脏炎症和损伤中潜在的保护作用，本研究从小鼠脾脏中纯化了这类细胞，然后进行脂多糖（LPS）处理，即体外修饰后，再输注入阿霉素肾病模型中。结果显示，这些LPS处理的细胞定位于肾脏皮质和肾周淋巴结，有保护阿霉素肾病的肾脏不受损伤的作用。与无任何处理的浆细胞样树突状细胞相比较，LPS激活的浆细胞样树突状细胞明显地降低了阿霉素肾病模型中的肾小球硬化、肾小管萎缩、肾间质增宽、蛋白尿和血肌酐程度。此外，与未处理的浆细胞样树突状细胞比较，LPS预处理过的细胞能够使$CD4^+CD25^-$的T细胞转变为Foxp3+的调节性T细胞，并且抑制了内源性肾脏巨噬细胞产生促炎因子（图32）。因此，LPS激活的浆细胞样树突状细胞可以保护阿霉素肾病的肾脏免受损伤。

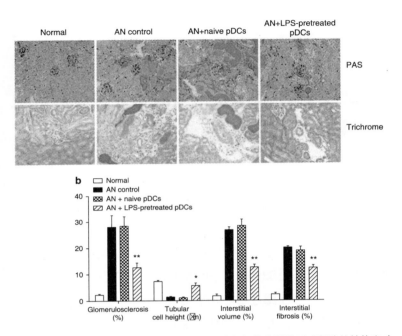

图32　脂多糖预处理的浆细胞样树突状细胞在肾损伤的情况下对肾脏的结构和功能的保护作用

（编者：娄未娟　审校：刘宏宝）

参考文献：Zheng D, Cao Q, Lee V W, et al. Lipopolysaccharide-pretreated plasmacytoid dendritic cells ameliorate experimental chronic kidney disease[J]. Kidney Int, 2012, 81(9): 892-902

血浆β2-微球蛋白与尿毒症患者的心血管疾病相关

　　β2-微球蛋白（B2M）是一种多肽，分子量为11 800Da，存在于人类的有核细胞和凝血细胞的表面，而且是主要组织相容性家族Ⅰ的一部分。在生理条件下，机体产生一定量的B2M，并由肾脏排泄，而在血液疾病、免疫缺陷疾病、自身免疫病和肾脏疾病时B2M的水平明显升高。研究发现，在肾衰患者，尤其是肾小球滤过功能几乎丧失的透析患者体内，B2M的水平也明显升高。此外，B2M升高可以作为透析相关性淀粉样变性病进展的潜在危险因素。实际上血清B2M的水平持续升高是B2M淀粉样纤维形成的先决条件，而B2M淀粉样纤维与慢性关节病、肾脏替代治疗数年后的脊椎关节病变关系密切。研究发现，在血液透析患者中，透析前血清B2M水平可以预测患者的死亡率，当B2M的水平每升高10mg/L，患者的死亡率就增加11%。然而B2M是否对未进入透析的慢性肾脏病（CKD）患者有影响还不清楚。法国Sophie Liabeuf等分析了142位不同阶段CKD患者血浆中B2M的水平与临床心血管疾病的相关性，发现B2M水平在CKD进展过程中升高，在血液透析患者中最高。B2M的基线水平与血管钙化相关，而与动脉硬化和骨密度无关。在平均969d的随访期内，44位患者死亡，49位患者出现了心血管事件。研究表明，高B2M水平与整个队列的全因死亡率、心血管死亡率及心血管事件发生相关，也与透析前队列的心血管事件发生相关，提示B2M可以作为预测患者预后的一个更好的指标，这个指标优于年龄、CRP、白蛋白、血红蛋白、磷酸盐水平和eGFR等。本研究证实了B2M与CKD各期患者的eGFR密切相关，且对各阶段CKD患者全因死亡率、心血管死亡率、心血管事件有预测作用。

（编者：赵阿丽　审校：黄　晨）

参考文献：Liabeuf S, Lenglet A, Desjardins L, et al. Plasma beta-2 microglobulin is associated with cardiovascular disease in uremic patients[J]. Kidney Int, 2012, 82(12): 1297-1303

MicroRNAs: 慢性肾脏病肌肉消耗治疗的新领域

肌肉消耗在慢性肾脏病（CKD）患者中较为普遍。肌肉消耗与CKD患者的发病率与死亡率密切相关，尽管不充分的饮食摄入是导致肌肉消耗的主要原因，但是最近也证实存在其他导致肌肉消耗的因素：全身炎症、肾脏清除率降低导致的控制饮食激素分泌紊乱、神经肽信号异常、胰岛素及胰岛素样生长因子（IGF）抵抗、代谢性酸中毒等。研究发现microRNAs与肌细胞的分化以及肌肉质量的调节有关，研发针对调控肌细胞分化的microRNA有可能成为治疗肌肉消耗的新型药物。Xu等在CKD小鼠模型中发现，通过电穿孔方法将miR-486转入肌细胞可抑制肌肉消耗相关基因Atrogin-1的上调，并且可以改善肌肉消耗症状。Wang等最近检测了CKD小鼠肌肉中miRs表达谱，可观察到miR-29a和miR-29b表达下调；通过慢病毒转染miR29至肌细胞改善了成肌细胞向肌管的分化；CKD时miR-29低表达，因而抑制了肌细胞生成（图33）。因此，microRNAs有可能成为慢性肾脏病肌肉消耗这一并发症的新型治疗方法。

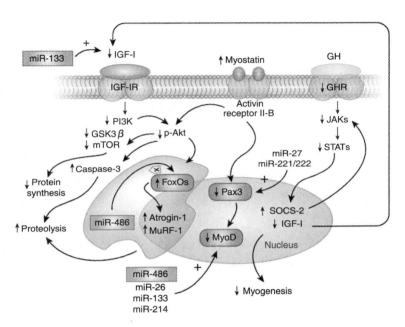

图33　不同microRNAs在慢性肾脏病肌肉消耗过程中的病理生理学和潜在的治疗作用

（编者：娄未娟　审校：刘宏宝）

参考文献：Mak R H, Cheung W W. MicroRNAs: a new therapeutic frontier for muscle wasting in chronic kidney disease[J]. Kidney Int, 2012, 82(4): 373-374

注射羊水干细胞可延缓肾脏纤维化

研究表明，骨髓来源的间充质干细胞可治疗急性肾损伤及慢性肾脏病，应用间充质干细胞治疗后小鼠肾功能及肾组织结构都可恢复正常。其作用机制可能是干细胞通过自分泌或旁分泌途径在其微环境中分泌不同的细胞因子，有助于组织及机体恢复。但是干细胞在慢性肾脏病（CKD）中的具体保护机制尚不清楚。该研究小组前期研究发现，注射羊水干细胞可促进受损小管细胞增殖和减少凋亡，从而延缓急性肾小管坏死进程。该研究应用了Alport综合征小鼠模型，即Col4a5−/−小鼠作为实验对象，研究了羊水干细胞究竟能否改善进展性肾脏纤维化。结果发现，在蛋白尿早期应用羊水干细胞可有效延缓间质纤维化、肾小球硬化，提高生存率，改善肾功能。注射羊水干细胞的小鼠发生组织重塑，即募集反应和M1型巨噬细胞的活化降低，M2型巨噬细胞聚集增多。羊水干细胞未能分化成足细胞样细胞，而且未能刺激机体产生维持正常组织结构和肾小球基底膜功能的Ⅳ α 5型胶原。而其发挥作用的机制是在间质组织中，通过自分泌和旁分泌途径调控促纤维化因子的表达以及巨噬细胞的趋化作用。此外，注射羊水干细胞的小鼠其正常足细胞数目以及小球基底膜的完整性均优于Col4a5−/−小鼠。而且，注射羊水干细胞还可阻断RAS通路，延缓蛋白尿和CKD的进程。该研究表明，单次应用羊水干细胞治疗虽然可延缓慢性肾脏病进程，但是实验小鼠仍不可避免的进入终末期肾病阶段。未来需要研究多次注射羊水干细胞是否可以成为治疗肾脏病肾纤维化的手段之一。

（编者：姜亚丽　审校：杜　锐）

参考文献：Sedrakyan S, Da S S, Milanesi A, et al. Injection of amniotic fluid stem cells delays progression of renal fibrosis[J]. J Am Soc Nephrol, 2012, 23(4): 661–673

转录因子Id1通过调控肾小管细胞去分化和小管周炎症反应参与肾脏纤维化

　　肾间质纤维化是多种病因所导致的慢性肾脏病的最终共同结局，各种进展性肾脏疾病，无论其原发病如何，最终都将导致肾脏纤维化，进展为终末期肾衰竭，必须依靠透析或肾移植维持生命。肾间质纤维化形成的机制十分复杂，其主要特征包括慢性管周炎症、肾小管细胞去分化、肾小管上皮细胞发生上皮–间充质转分化（EMT）和肌成纤维细胞活化，最终导致细胞外基质沉积和肾结构破坏。在多种肾脏损伤过程中，均有管周炎细胞浸润，引起上皮细胞去分化、EMT和小管萎缩，但是EMT和肾小管周围炎症是否同时发挥作用仍不清楚。

　　该课题组前期研究发现，转录抑制因子–1（Id1）是一个拮抗bHLH转录因子家族的转录抑制因子，在肾小管损伤后促肾小管上皮细胞去分化中发挥重要作用。Id1选择性地表达于损伤后退变的肾小管近端小管和集合管上皮细胞的胞浆和胞核内，表明Id1在胞浆和胞核间穿梭。有趣的是，在动物模型和人肾炎组织中均检测到上调表达的Id1，并伴有小管周围炎症。体外研究表明：Id1能激活肾小管上皮细胞NF–κB信号通路并促进RANTES基因的表达，继而促进炎症细胞的募集。Id1也能上调小管上皮细胞Snail表达并促进肾小管上皮细胞去分化。体内研究表明：Id1基因敲除可减轻UUO模型小鼠小管周围炎症并减少肾小管RANTES表达，同时能抑制肌成纤维细胞活化及基质分泌，降低胶原表达。这些结果表明在肾脏纤维化中，Id1在胞质和胞核间的穿梭促进了管周炎症和小管上皮细胞的去分化，两者有着本质的内在联系。

（编者：姜亚丽　审校：刘晓渭）

参考文献：Li Y, Wen X, Liu Y. Tubular cell dedifferentiation and peritubular inflammation are coupled by the transcription regulator Id1 in renal fibrogenesis[J]. Kidney Int, 2012, 81(9): 880-891

肾脏炎症和纤维化时Smad4的缺失抑制 TGF-β/Smad3 和Smad7的转录调节

长期以来转化生长因子1（TGF-β1）在调节肾脏炎症和纤维化的过程中发挥着不同的作用，但其机制尚不完全清楚，已知它的生物学效应主要通过介导Smad2和Smad3的磷酸化来实现。Smad2和Smad3活化后，与Smad4形成复合物并转位入核，与其下游靶基因结合发挥作用。中国香港中文大学孟晓明等利用条件性敲除Smad4鼠UUO模型和离体的Smad4突变巨噬细胞和成纤维细胞，研究了Smad4对TGF-β的调节作用。结果发现：在梗阻肾脏和IL-1β处理的巨噬细胞中，当Smad4被破坏后肾脏炎症明显加重，表现为CD45[+]白细胞和F4/80[+]巨噬细胞浸润增多和IL-1β、TNF-α、MCP-1、ICAM-1上调。相反，敲除Smad4可以抑制肾脏纤维化和TGF-β1诱导的成纤维细胞I型胶原的表达。进一步的实验表明，Smad4缺失可以抑制Smad7的转录，导致功能蛋白丢失；继之，IκBα表达抑制，NF-κB活化，肾脏炎症加重。有意思的是，敲除Smad4影响了Smad3介导的启动子活化和COL1A2启动子与Smad3的结合，但对Smad3磷酸化和核转位无影响，从而抑制了纤维化的进程。因此，Smad4可能是TGF-β1在炎症和纤维化过程中作用多样性的重要调节分子，主要通过与Smad7和Smad3相互作用影响其在炎症和纤维化过程中的转录活性。

（编者：赵阿丽　审校：黄　晨）

参考文献：Meng X M, Huang X R, Xiao J, et al. Disruption of Smad4 impairs TGF-beta/
　　　　Smad3 and Smad7 transcriptional regulation during renal inflammation and
　　　　fibrosis in vivo and in vitro[J]. Kidney Int, 2012, 81(3): 266-279

NADPH氧化酶4预防慢性肾损伤过程中的肾脏纤维化

慢性肾脏病（CKD）已经成为全球性公共健康问题，其患病率和病死率均高。如果CKD进展至终末期肾病就需要肾脏替代治疗，给国民经济带来沉重负担。CKD的特点是肾间质纤维化和肾小球硬化，且肾间质纤维化的程度与肾功能的相关性比肾小球硬化与肾功能的相关性更为密切，是反映肾功能下降严重程度和判断预后最重要的指标。

现已发现氧化应激与老龄化和CKD的进展有关，而低水平的活性氧（ROS）通过氧感受、新生血管生成和细胞存活通路可以预防肾脏纤维化的发生。NADPH氧化酶（NOXs）是许多非吞噬细胞中ROS产生的主要来源，生理情况下，NOXs处于低表达与低活性状态，但在细胞因子、高糖、高脂等作用下，NOXs被激活，产生更高水平的ROS。其中NOX4和NOX2均在肾小管细胞中表达，但其生理学作用尚不清楚。有研究表明，在糖尿病肾病中NOX4在肾脏表达增加，而敲除NOX4可以起到保护作用。此外，NOX4可以通过NRF2通路参与氧感受，在心脏中发挥抗炎作用。

该研究以野生型小鼠，NOX4、NOX2敲除小鼠和NOX4/NOX2双敲除小鼠为实验对象，探索了NOX2和NOX4在单侧输尿管结扎肾纤维化模型中的作用。与野生型小鼠相比，梗阻后NOX4敲除小鼠的间质纤维化和肾小管细胞凋亡加重，间质毛细血管密度降低，梗阻侧肾脏缺氧诱导因子-1α和血管内皮生长因子的表达减少。此外，NOX4敲除小鼠肾脏的氧化应激增强。在NOX4敲除小鼠的肾脏中，NOX的其他亚型表达没有改变，NRF2蛋白表达减少，而NOX4/NOX2双敲除后并没有加重其肾脏损害。在小鼠集合管细胞系（mCCDcl1），下调NOX4表达可以增加TGF-β1诱导的细胞凋亡，减少NRF2蛋白及其下游靶基因的表达。此外，缺氧条件下，下调NOX4的表达可以降低缺氧诱导因子-1α及其靶基因的表达。可见，NOX4可通过减少小管细胞凋亡、增加微血管形成和降低氧化应激反应来发挥肾脏保护作用，预防肾脏纤维化，此保护作用并不依赖于NOX2，进一步证明了在损伤条件下NOX4具有至关重要的肾小管上皮细胞保护作用。

（编者：梁　维　审校：王汉民）

参考文献：Nlandu K S, Dizin E, Sossauer G, et al. NADPH-oxidase 4 protects against kidney fibrosis during chronic renal injury[J]. J Am Soc Nephrol, 2012, 23(12): 1967-1976

尿毒症毒素的生理和病理浓度

尿毒症患者因肾脏滤过功能下降，正常情况下本该被肾脏排泄的物质未被有效清除，而这些物质进一步严重影响肾脏的正常生物学功能，故被称为尿毒症毒素。近年来发表了很多关于尿毒症毒素的研究，但随着科学与技术的不断发展，需要一篇完善的综述来指导实验性研究的进行。法国蒙彼利埃肾脏病中心Flore Duranton等通过文献检索发现自2003年一篇关于尿毒症毒素的综述发表，至2011年4月，共有621篇相关文献，87篇文献提供了慢性肾脏病患者血清中毒素的浓度，大多数文献都提及了β2-微球蛋白、硫酸吲哚酚、同型半胱氨酸、尿酸和甲状旁腺激素的浓度。其中共包括32种已知的尿毒症毒素，56种新报道的物质，而几乎所有文献都含有β2微球蛋白、硫酸吲哚酚、同型半胱氨酸、尿酸和甲状旁腺素。此外，通过比较发现近年来某些尿毒症毒素的浓度更高，如羧甲基赖氨酸、胱抑素C和甲状旁腺激素。相反，有5种毒素的浓度较之前报道的浓度低了10%。此外，曾被认为是尿毒症固有毒素的4种物质的浓度并未超过各自的正常值。因此，这篇综述扩展了尿毒症固有毒素的分类及其生理和病理浓度，这将有助于研究慢性肾脏病毒素的生物学功能的实验方案的设计。

（编者：赵阿丽　审校：黄　晨）

参考文献：Duranton F, Cohen G, De Smet R, et al. Normal and pathologic concentrations of uremic toxins[J]. J Am Soc Nephrol, 2012, 23(7): 1258–1270

马兜铃内酰胺-DNA加合物是马兜铃酸环境暴露的生物标志物之一

流行于巴尔干地区的地方性肾病是一种慢性肾小管间质疾病，常伴有上尿路癌变，该病流行于巴尔干地区的波斯尼亚、黑塞哥维那、保加利亚、克罗地亚、罗马尼亚和塞尔维亚等。在过去的50年中，人们对重金属、真菌毒素、微量元素、有机化学物等环境因素与该病的相关性进行了大量研究，但结果表明，这些环境因素与该病的病理改变以及流行特征并没有直接的相关性。最近研究认为，这种疾病与接触马兜铃酸明确相关，提示马兜铃酸是一种对人体具有强肾毒性和致癌性的物质。该课题组的前期研究证明，马兜铃酸经代谢活化后，与基因组DNA结合形成马兜铃内酰胺-DNA加合物，致尿路上皮产生特异性TP53突变。该加合物在肾皮质浓聚，因此，马兜铃内酰胺-DNA加合物可作为组织暴露于马兜铃酸的一个生物标志。该研究分析了上尿路癌变与摄入马兜铃酸有关的分子流行病学数据。以10名非地方性上尿路癌患者为对照组，对波斯尼亚、克罗地亚和塞尔维亚地区患有上尿路癌或地方性肾病的67例患者行肾输尿管切除，提取肾皮质和癌组织中的DNA。采用P-后标记对马兜铃内酰胺-DNA加合物进行定量分析，质谱法确定加合物的组成，芯片测序分析癌组织中TP53的突变。结果发现：地方性肾病组中70%的患者存在这种加合物，其中

94%在TP53有特异性A∶T到T∶A突变。相反，在非地方性肾病患者的癌组织中，马兜铃内酰胺–DNA加合物和特异性突变均未检测到。

结论：个体的遗传易感性以及食物摄取马兜铃酸与地方性肾病和上尿路癌的发生有因果关联。

（编者：郑　永　审校：许国双）

参考文献：Jelakovic B, Karanovic S, Vukovic–Lela I, et al. Aristolactam–DNA adducts are a biomarker of environmental exposure to aristolochic acid[J]. Kidney Int, 2012, 81(6): 559–567

低钠血症的挑战

低渗性低钠血症是一种常见的并发症，一个或几个因素同时参与了低钠血症的发生。尽管有些患者血清钠浓度相似，但临床表现可能有很大的差异，一些低钠血症患者可能需要积极治疗，一些患者则不需要积极治疗。有些治疗措施可以安全地纠正低钠血症，然而同样的治疗措施也可能导致某些患者出现渗透性脱髓鞘病变。此外，临床医师往往还面临发生肝性脑病、低钾血症等并发症。

本文作者主张对低钠血症治疗按照以下步骤进行。首先：确定低钠血症的发病机制和病因，了解患者的临床和实验室特征以及相应的临床风险；其次：治疗方案需根据检查结果确定，包括液体输入量、患者血清钠和液体丢失，血清钠平衡的益处和风险，强调动态监测血清钠水平。解决以下三个关键问题，能帮助临床医生制订合理的治疗计划：①发生血清钠紊乱的决定因素和原因是什么？②进行干预的迫切程度？③应该制订怎样的具体治疗措施以及评估与此相关的风险？

（编者：朱君玲　审校：张　鹏）

参考文献：Adrogue H J, Madias N E. The challenge of hyponatremia[J]. J Am Soc Nephrol, 2012, 23(7): 1140–1148

水通道蛋白2促进上皮细胞迁移和上皮细胞器官形成

在哺乳动物体内，水通道蛋白2主要分布于肾脏集合管，其作用是维持机体水的平衡。利用基因敲除技术，敲除小鼠体内水通道蛋白2基因或者使其表达明显减少，不但出现尿液浓缩异常，而且影响胚胎小鼠的肾小管发育，导致幼鼠死亡率增加，主要死亡原因为肾衰竭。Chen及其同事的研究成果证明，水通道蛋白2不仅仅是一条关于机体内水调节的通道，而且是一个整合素偶联的膜蛋白，它可以促进上皮细胞迁移和上皮器官形成。上皮细胞表达的水通道蛋白2，调节整合素b1的转运和胞内吞饮，促进其在黏着斑处的更新代谢。在体外实验中，通过改变Arg-Gly-Asp（RGD）结构域来破坏水通道蛋白2和整合素b1偶联的完整性，可以导致小管上皮细胞的内吞减少，整合素b1滞留于细胞膜表面，导致细胞迁移和小管形成障碍。类似的实验现象也可以在体内实验中观察到，在基因敲除小鼠体内，发现整合素b1在细胞膜基底侧的滞留和肾小管的发育畸形。

综上所述，Chen及其同事的研究表明，水通道蛋白2和整合素b1偶联的完整性，促进哺乳动物上皮细胞的迁移、肾脏结构和功能的完整性。

（编者：车明文　审校：王汉民）

参考文献：Chen Y, Rice W, Gu Z, et al. Aquaporin 2 promotes cell migration and epithelial morphogenesis[J]. J Am Soc Nephrol, 2012, 23(9): 1506-1517

生物钟调节肾脏钠的排泄

虽然有证据表明生物钟涉及血压的调控，但其潜在的机制仍不清楚。Nikolaeva及其同事分析了野生型小鼠和敲除生物钟基因转录激活因子小鼠肾脏的昼夜节律。研究发现基因敲除小鼠的肾脏钠排泌的昼夜节律有显著性变化。与此同时，基因敲除小鼠血浆醛固酮的分泌也失去了正常的昼夜节律。肾脏生物节律转录基因组分析显示，多种机制参与维持小鼠体内钠的平衡。信号通路分析表明，催化生成20-羟二十烷四烯酸的酶系统作用最强，它是一个对肾脏钠排泌、血管张力及血压调节有重要作用的调控因子。基因敲除小鼠的肾脏和尿液中20-羟二十烷四烯酸的含量明显减少。

综上所述：本研究表明，生物钟调节肾脏功能，并确定20-羟二十烷四烯酸合成通路可作为一个主要的治疗高血压的作用靶点。与此同时，Nikolaeva及其同事的研究成果也提示生物钟通过影响肾脏钠的排泄来实现其影响血压的作用。

（编者：车明文　审校：王汉民）

参考文献：Nikolaeva S, Pradervand S, Centeno G, et al. The circadian clock modulates renal sodium handling[J]. J Am Soc Nephrol, 2012, 23(6): 1019-1026

补充鱼油对新的人工移植血管动静脉内瘘是否有利

血液透析需要可靠的血管通路，目前血管通路的选择包括自体动静脉内瘘、人工移植血管动静脉内瘘及中心静脉导管，在美国接受血液透析的患者当中，它们的使用率分别为55%、21%和24%。在20世纪90年代早期，人工移植血管动静脉内瘘曾是北美地区血液透析患者主要的血管通路，后因其并发症较多且费用高昂逐渐减少使用。例如，人工血管移植后1年内血栓发生率往往超过50%，75%的移植血管需要进行再次处理，血栓通常是发生在吻合口静脉端，由新生内膜快速增生导致血管狭窄。至今为止，很多处理措施还不能令人信服或持续降低血栓的发生率。由于鱼油中的omega-3脂肪酸具有抗增殖、抗氧化及血管舒张作用，故从理论上讲，补充鱼油可能会预防人工移植血管动静脉内瘘狭窄和血栓的形成。

因此Charmaine E设计了一项随机双盲对照临床研究，来观察鱼油对人工移植血管动静脉内瘘通畅性和心血管事件发生率的影响，也称为FISH研究。从2003年11月到2010年12月间，在15个北美血液透析中心，纳入5期CKD患者共201人，其中女性占50%，白人占63%，糖尿病患者占53%，随访12个月。所有入选患者被随机分配到鱼油治疗（4g/d）组和安慰剂组，人工移植血管动静脉内瘘术后7天开始上述治疗。主要观察结果包括：在12个月随访期内人工移植血管动静脉内瘘发生血栓或需要行介入/外科手术干预的患者比例。次要结果包括：每1000通路-天事件的发生率，动静脉移植血管血栓、介入/手术干预的比例，每次事件的时间及总体移植物功能。

结果提示：服用鱼油组和安慰剂组在12个月内移植血管失败的比例无差别〔分别是48/99（48%）和60/97（62%），相对风险是0.78（95%CI是 0.60 ~ 1.03; P=0.06）〕。然而鱼油组的移植血管在每1000 通路-天中失败率比安慰剂组低〔为3.43和5.95；发生率比（IRR）是0.58（95%CI是0.44 ~ 0.75；P < 0.001）〕。鱼油组比对照组的血栓发生率减少约50%〔每1000 通路-天是1.71和3.41，IRR是0.50（95% CI是0.35 ~ 0.72; P < 0.001）〕，矫正的干预率也少〔每1000 通路-天中是2.89 和4.92 ，IRR是 0.59（95% CI是0.44 ~ 0.78; P < 0.001）〕，无心血管事件生存率提高〔危险度比是 0.43 （95%CI是0.19 ~ 0.96; P=0.04）〕；并且平均收缩压下降〔–3.61mmHg和4.49mmHg，差值–8.10（95% CI是–15.4 ~ –0.85）;P=0.01〕（图34）。

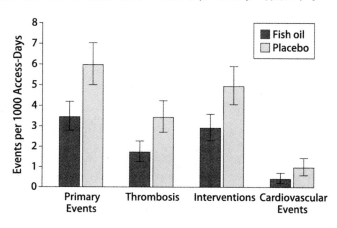

图34　鱼油组和对照组人工移植血管动静脉内瘘的不良事件发生率

结论：对于终末期肾衰患者，人工移植血管动静脉内瘘术后服用鱼油组和对照组比较，在12个月观察期内两组血栓形成、介入/手术干预比例没有显著不同，然而鱼油组可延迟血栓形成，使血栓发生率降低约50%，在减少介入/手术干预方面有临床意义，但其他心血管相关事件方面是否受益需行进一步研究。

（编者：于 艳 审校：张 鹏）

参考文献：Lok C E, Moist L, Hemmelgarn B R, et al. Effect of fish oil supplementation on graft patency and cardiovascular events among patients with new synthetic arteriovenous hemodialysis grafts: a randomized controlled trial[J]. JAMA, 2012, 307(17): 1809–1816

七个国家透析费用支出对比性分析

慢性长期透析消耗大量的医疗卫生资源，而透析费用支出对于所有透析患者有非常重要的作用，每个国家都有适合自己国情的透析费用支出体制，从而达到在控制不断增高的透析医疗资源消耗的情况下减少透析患者的治疗费用。因此，本文通过比较多个国家透析费用支出机制，在不影响治疗质量和预后的情况下，寻找在消耗最小量的透析医疗资源的最合适的透析费用支出方案。

美国肾脏病学会Rachel等调查和比较了七个国家（美国、加拿大安大略省、比利时、法国、德国、荷兰、英国）透析费用支出体系，各种透析费用支出方式和评估相关内容，例如：药物、医师支付、特殊患者群体、绩效薪酬等。各个国家费用支出体制存在巨大的差异，对于慢性血液透析患者费用支出最高和最低国家的差异达3.3倍。而对于腹膜透析患者的费用支出在每个国家都维持在很低的标准，尤其是在美国和德国。英国是唯一对使用动静脉内瘘实施费用支出鼓励的国家。虽然家庭血液透析（包括延长时间的透析或日间透析）方案有比较大的灵活性和良好的患者预后，但对这种透析方式的透析费用支出目前只有荷兰在实施。

结论:不幸的是到目前为止，尚不知这些透析费用支出政策在节约透析医疗资源与提升医护质量之间哪些更有优势，未来需要设计实验来直接研究节约透析医疗资源和提升医护质量的预后。

（编者：冯世栋　审校：许国双）

参考文献：Vanholder R, Davenport A, Hannedouche T, et al. Reimbursement of dialysis: a comparison of seven countries[J]. J Am Soc Nephrol, 2012, 23(8): 1291–1298

门诊维持性血液透析患者葡萄球菌的感染率及治疗选择

　　金黄色葡萄球菌感染是一种严重的感染性并发症，是常见的威胁生命的医学急症，在一般人群中发病率逐步上升。如果没有及时合适的治疗，预计大于80%的菌血症患者将会死亡。甚至在给予抗感染治疗后，总体的死亡率仍高于20%，其治疗在过去的几十年中进展很少（图35）。很多血培养为金黄色葡萄球菌患者正在接受维持性血液透析。研究表明，金黄色葡萄球菌感染患者总数的19%～26%伴随终末期肾脏病（ESRD）。

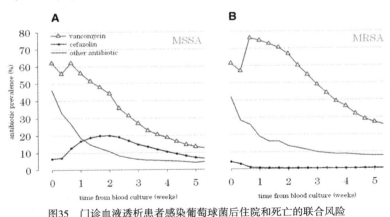

图35　门诊血液透析患者感染葡萄球菌后住院和死亡的联合风险

　　为了明确可能降低葡萄球菌发病率和死亡率的因素，本文分析了293 094例门诊维持性血液透析患者抗感染治疗的选择。在所有研究对象中，总体的细菌感染率为15.4%，甲氧西林–敏感（MSSA）的发生率是2.1%，甲氧西林耐药（MRSA）的发生率是1.9%。血培养1周后，56.1%的MSSA感染者给予万古霉素治疗，16.7%的MSSA感染者给予头孢唑啉治疗。血培养后MSSA感染存活或住院1周的患者中，与万古霉素相比，应用头孢唑啉者住院或死亡的风险下降38%。

结论：万古霉素常用于治疗门诊血液透析MSSA感染者，但较β内酰胺酶类抗生素，如头孢唑啉治疗者更容易治疗失败。

（编者：孟　瑞　审校：许国双）

参考文献：Chan K E, Warren H S, Thadhani R I, et al. Prevalence and outcomes of antimicrobial treatment for Staphylococcus aureus bacteremia in outpatients with ESRD[J]. J Am Soc Nephrol, 2012, 23(9): 1551–1559

血管通路出血是血液透析患者死亡的危险因素

在2007年美国有34 100例患者因终末期肾脏病进行血液透析治疗。血液透析需要以下几种血管通路之一，如：动静脉内瘘、人工血管移植、中心静脉置管。血液透析通路容易引起凝血、狭窄、感染和出血等并发症。在血液透析患者中血管通路的并发症较为常见，但常常并不危及生命。目前在美国，关于致命性血管通路出血（FVAH）的病因学和流行病学研究较少。

过去的35年，在血液透析过程中，自杀、透析穿刺针脱落或导管分离导致的FVAH的病例已有报道。目前对在血液透析过程中透析穿刺针脱落或导管分离这一情况已采取了预防措施，然而，它只占FVAH的一部分，还没有对人工血管移植自发破裂和动静脉内瘘出血的危险因素和预防策略进行研究。

2007年疾病防控中心（CDC）发现在马里兰州有部分血液透析患者死于血管通路出血，并对24例FVAH患者进行了回顾性病例分析，随访了6年。2008年，CDC发起了FVAH的区域调查，目的是为了描述从2000年1月至2007年7月，哥伦比亚、马里兰和弗吉尼亚州血液透析患者死于FVAH的特征。

本文对FVAH进行了流行病学调查，针对2000年1月至2007年7月哥伦比亚、马里兰州、弗吉尼亚州的血液透析患者进行了回顾性病例对照研究。目的是描述死于FVAH的血液透析患者的死亡特征，其中88例被确定为FVAH病例。为了评估危险因素，将20例来自马里兰州的亚组患者作为观察组，将8例随机选择的同样来自马里兰州但死于非血管通路出血的血液透析患者作为对照组，将两组进行比较。本文认为FVAH可能有以下原因：①在血液透析过程中使用了大剂量的肝素、抗血小板药物以及其他抗凝药物治疗，导致过度抗凝；②血管通路人为操作不当；③由于血管通路的并发症（如狭窄、凝血、溃疡、感染和非致命性出血）或有创性操作引发。

结果：在确诊的88例FAVH患者中，55%系移植血管问题，24%系动静脉内瘘问题，21%系中心静脉置管问题。明确出血位置的82例FAVH患者中，78%发生在家里或有人护理的房间。病例对照分析结果表明，在6个月内死亡的病例中，有明显统计学意义的危险因素包括动静脉移植物、相关通路的并发症以及低血压。与心理因素和使用抗凝药物无明确相关性。

（编者：朱君玲　审校：张　鹏）

参考文献：Ellingson K D, Palekar R S, Lucero C A, et al. Vascular access hemorrhages contribute to deaths among hemodialysis patients[J]. Kidney Int, 2012, 82(6): 686–692

血液透析患者需要隔日透析

虽然血液透析治疗技术已经逐渐改进，但是血液透析患者的生存率仍不乐观。长期以来，在全球范围内大多数血液透析患者采用每周3次的血液透析方式，每周末间隔两天，但是这个方案是否合理尚缺乏随机临床试验证据的支持。每周3次血液透析，从周五至周一或从周六至周二，间隔2日，事实表明间隔2日进行血液透析可能不符合生理要求。Bleyer等人基于USRDS数据的研究表明，所有血液透析患者在周一和周二猝死或心血管死亡发病风险高，但这些患者血液透析时间是否为周一、周三、周五（MWF）或者周二、周四、周六（TTS）目前尚未可知。对于MWF和TTS安排方式，患者周一和周二的死亡率最高。血液透析患者非心源性死亡常见，而在腹膜透析患者猝死和心源性死亡常见。Foley等人发现目前美国血液透析患者因死亡率、心血管、感染、心脏骤停、心肌梗死风险较高；在长的血液透析间隔当日（周一或周二）急性心肌梗死、充血性心力衰竭、中风、心律失常的风险较高。Zhang等人在DOPPS研究中证实了美国血液透析患者的上述研究结果，并在欧洲、日本的血液透析患者中得到证实。

Zhang等人的研究表明：以周二到周六的患者平均死亡率作为参考值，周一的死亡相对风险为10。

总之，在长的血液透析间隔当日患者死亡率较高，一些研究中表明与传统的每周3次相比，有必要采用隔日血液透析方式。

（编者：朱君玲　审校：张　鹏）

参考文献：Liu J, Foley R N. Alternate-day dialysis may be needed for hemodialysis patients[J]. Kidney Int, 2012, 81(11): 1055-1057

透析患者发生急性非静脉曲张性上消化道出血的趋势

美国约有600 000人接受透析或肾移植，每年平均花费约270亿美元。研究表明，肾功能不全是上消化道出血的危险因素，预后较差。一般人群的上消化道出血的发生率呈下降趋势，但ESRD患者上消化道出血的发生率是否下降仍不清楚。

美国的一项研究回顾性分析了1998—2007年948 345名ESRD患者，共2 296 323人，年龄>18岁。非静脉曲张上消化道出血诊断标准：严格标准（有诊断，出血原因明确）和宽松标准（有诊断，出血原因明确或不明确）。收集的资料包括年龄、性别、体重指数、种族、医保、透析方式、透析量、肾脏疾病病因、既往共患病、是否卧床、饮酒、吸烟及药物依赖史。

研究显示，10年来患者的平均年龄、男性的比例、透析量、共患病较前增加。符合严格标准者101 561名，出血总次数131 022次，出血年发生率57/1000。符合宽松标准者380 343名，出血总次数753 508次，出血年发生率328/1000。对于出血原因是消化性溃疡的患者，未调整年龄、性别、透析量、既往肾移植、既往上消化道出血及共患病因素，严格标准的出血发生率〔38.7%（1998年）~31.2%（2007年）〕和宽松标准〔（19.3%（1998年）~11.1%（2007年）〕是降低的，但无明显差异；调整上述因素后，严格标准的出血发生率（2.7%/

年，95%CI是0～0.4%/年，*P*<0.01）和宽松标准（1.5%/年，95%CI是1.4%～1.6%/年）呈逐年下降；符合严格标准者出血后30天的死亡率是11.8%，宽松标准者是9.6%；首次发生出血的死亡率轻微升高，严格标准者12.5%和宽松标准者10.0%；调整上述因素后，10年严格标准出血者30天的死亡率（3.6%/年，95%CI是3.4%～3.8%/年，*P*<0.01）和宽松标准（3.3%/年，95%CI是2.8%～3.8%/年）也呈逐年下降（图36）。

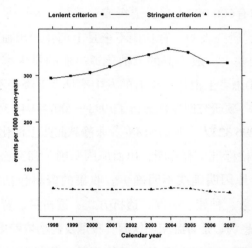

图36　急性非静脉曲张上消化道出血的发生率的上限和下限

总之，尽管全球上消化道出血的发生率近10年有下降趋势，但是ESRD患者上消化道出血的发生率近10年无明显下降。出血后30天的死亡率降低，原因可能是与医疗条件改善、患者出血时较高的红细胞比容及输血有关。

（编者：马　峰　审校：黄　晨）

参考文献：Yang J Y, Lee T C, Montez-Rath M E, et al. Trends in acute nonvariceal upper gastrointestinal bleeding in dialysis patients[J]. J Am Soc Nephrol, 2012, 23(3): 495-506.

强化血液透析患者的生存率优于常规血液透析患者

终末期肾病是慢性肾脏病发展的最终阶段，除少部分接受肾脏移植外，大多数患者还是需要血液透析等肾脏替代治疗。这些患者接受血液透析后的生活质量及生存率一直是肾脏内科医生关注的焦点。国际上通用的血液透析方案为每周3次，每次2.5～5.5h，这一方案可以保障患者基本的生活质量。但是，近年来临床上提出了强化血液透析方案，具体内容为：每周3～7次，每次大于5.5h。上述两种血液透析方案对于终末期肾病患者的生活质量及生存率的影响是否存在差异一直存在争议。

加拿大、法国及美国多个肾脏病研究中心联合进行了一项长期回顾性研究，Gihad等人从上述三个国家多个肾脏病中心选取2001.01—2010.08接受血液透析的患者进行回顾性研究，分为强化血透组（388人）和常规血透组（1388人），强化血透组平均每周4.8次，每次7.4h，常规血透组平均每周3次，每次3.9h。研究结果显示强化血液透析组患者生存率较常规血液透析组患者生存率高，但是，强化血液透析是否与终末期肾病患者生存率提高之间存在必然的联系仍不确定。

结论：与传统的血液透析治疗相比较，强化血液透析治疗可以进一步提高患者生存率（图37）。但是，在这一观察性研究中不能排除家庭环境、不确定的患者特征、透析处方的多样性对研究的影响；不能排除增加血液透析次数及透析时间对患者生存率的影响。基于强化血液透析治疗的多种优点，建议对于终末期肾病患者治疗方案的选择可以更多地考虑强化血液透析治疗。

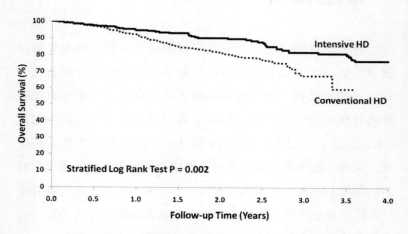

图37　强化血液透析患者与常规血液透析患者生存率比较

（编者：冯世栋　审校：许国双）

参考文献：Nesrallah G E, Lindsay R M, Cuerden M S, et al. Intensive hemodialysis associates with improved survival compared with conventional hemodialysis[J]. J Am Soc Nephrol, 2012, 23(4): 696–705

每日家庭血液透析和每周3次血透中心透析的患者生存率无差别

在透析中心行每周3次的血液透析是美国主要的肾脏替代治疗模式，应用已超过30年，但现也遭遇到挑战：水负荷过大、骨矿物质代谢紊乱、血管通路感染及继发于失血和溶血的贫血。增加血液透析次数使其近似于持续肾小球滤过，可改善血压和提高血磷的清除，已引起越来越多的关注。这些机制是否可降低死亡风险目前还不清楚。近期美国家庭血液透析的普及逐渐增加，根据ESRD网络组织计划，家庭血液透析已从2004年末的1481个增加到2009年末的4836个。

本文作者应用配对队列研究评价2005—2008年，每日家庭血液透析和每周3次透析中心行血液透析的相对生存率情况。作者从美国肾脏数据库中选择1873名家庭血液透析患者，9365名在血液透析中心透析的患者，两者之比为1∶5。比起血透中心行HD的患者，家庭血液透析的患者更年轻（平均年龄52.2岁比62.6岁），等待肾移植的更多（35.0%比14.2%），发生充血性心衰的几率少（26.9%比44.6%），黑人所占比例少（26.5%比3.8%），总住院时间短（平均2.3年比4.0年），ESRD时间长（5.5年比4.0年）。匹配变量包括第一次透析时间、人口学特征、病重时的治疗措施。家庭血液透析和血透中心透析的患者死亡的累积发生率分别是19.2%和21.7%。

应用意向性治疗分析，家庭血透的全因死亡风险低于血透中心血透者13%（危险度比0.87；95%CI是0.78～0.97），一些特殊原因，如因心血管疾病死亡风险是0.92（95%CI是0.78～1.09），感染相关风险的是1.13（95%CI是0.84～1.53），恶病质/退出透析的是0.63（95%CI是0.41～0.95），其他原因的是1.06（95%CI是0.81～1.37），未知原因的是0.59（95%CI是0.44～0.79）（图38）。应用接受治疗分析也得到类似结果。对于两组的亚组分析，治疗效果在统计学上无显著差异。

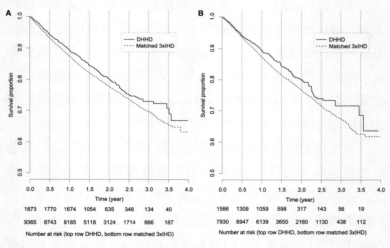

图38 每日家庭血液透析（DHHD）和每周3次血透中心透析（3×IHD）患者生存率的Kaplan-Meier分析。（A）意向性治疗分析，（B）接受治疗分析

结果表明，在普通人群中行每周3次血液透析，在特殊人群中行每日家庭血液透析可能会对ESRD患者带来好处。而相对于每周3次血透中心透析，每日家庭血液透析对于提高生存率并不占优势。由于家庭血液透析可面临感染的风险，所以须确保教育患者持续监督和改进。与腹膜透析一

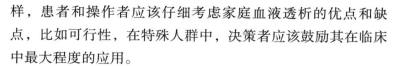

样，患者和操作者应该仔细考虑家庭血液透析的优点和缺点，比如可行性，在特殊人群中，决策者应该鼓励其在临床中最大程度的应用。

（编者：于　艳　审校：张　鹏）

参考文献：Weinhandl E D, Liu J, Gilbertson D T, et al. Survival in daily home hemodialysis and matched thrice-weekly in-center hemodialysis patients[J]. J Am Soc Nephrol, 2012, 23(5): 895-904

联机血液透析滤过未降低患者全因死亡率和改善心血管预后

大量的临床流行病学研究已经证实长期接受血液透析治疗的终末期肾病患者的死亡率和心血管事件发生率非常高。经研究发现，终末期肾病患者体内中分子尿毒症毒素（分子量0.5～40KD）是引起死亡率和心血管事件发生率增加的主要原因。常规的血液透析通常使用低通量透析膜，小分子毒素（＜1.5KD）易被透出，而中、大分子毒素在体内蓄积引起心血管事件及各种并发症所导致的死亡率增加。基于此考虑，高通透量透析膜被广泛应用于临床血液透析/滤过治疗中，中、高分子量毒素被清除，但是这一透析/滤过方式对体内高分子量物质透析/滤过存在不确定和不可控性，体内正常生理性物质同样可被滤出体外。因此，上述两种血液净化方式在临床对患者的疗效以及减少死亡率和降低心血管事件发生率之间的差异仍不清楚。

荷兰阿姆斯特丹自由大学医学中心Muriel等进行了一项前瞻性研究，随机选取了714名行长期血液透析的终末期肾病患者，随机分为A、B两组。A组：后稀释联机血液透析滤过组（358）；B组：常规低通量血液透析组（356），平均观察3年（0.4～6.6年）。实验结果显示两组的死亡率A：B＝121‰：127‰，心血管事件发生率

A：B=127‰：116‰。两组之间无统计学差异，说明联机血液透析滤过治疗并未减少患者死亡率和心血管事件发生率。

最近的指南提倡高通量的血液透析滤过可作为第一次透析治疗方案，但是在这一研究中并未发现低通量与高通量的血液透析和血液透析滤过有明显的差别。

结论：与低通量的血液透析相比较，联机血液透析滤过并不能减少患者死亡率或减少致死/非致死性心血管事件（图39）。血液透析滤过与血液透析相比较，对于糖尿病、心血管疾病、低白蛋白血症、残肾功能丧失等患者并无明显的益处。

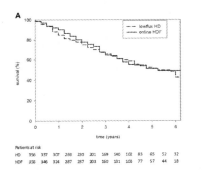
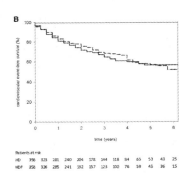

图39　联机血液透析滤过和常规血液透析对死亡率和心血管事件发生率的影响比较

（编者：冯世栋　审校：许国双）

参考文献：Grooteman M P, van den Dorpel M A, Bots M L, et al. Effect of online hemodiafiltration on all-cause mortality and cardiovascular outcomes[J]. J Am Soc Nephrol, 2012, 23(6): 1087-1096

血液透析患者维生素K摄入不足

维生素K是 γ-羧基谷氨酸蛋白的激动剂，包括基质Gla28蛋白（MGP）和骨钙素，后者是血管钙化和骨基质蛋白的抑制剂。维生素K摄入不足可导致非羧基化物、无活性蛋白的产生，导致血液透析患者的血管钙化。MGP在血管平滑肌细胞内合成，是已知最强的血管钙化生理性抑制因子。MGP羧化物不足可能促进动脉钙化的发生和进展。60%~80%的血液透析患者的血管钙化与心血管风险有关，这种关联不依赖于传统的致动脉硬化的风险因子，而血管组织钙化的面积和非羧基化的MGP种类有关。在血液透析儿童患者中，人们发现无羧基化的MGP出现早于临床显性钙化的发生。为了明确这一问题，我们检测了40位血液透析患者的维生素K_1与维生素K_2的摄入量（4天食物记录）以及体内维生素K的水平。较之健康人群（平均维生素K_1 200 μg/d，维生素K_2 31 μg/d），血液透析患者维生素K摄入较低（平均140 μg/d），尤其在透析当日和周末。在33位透析患者中发现非羧基化骨骼和凝集蛋白的升高，说明有亚临床型肝脏维生素K的缺乏。另外，所有患者的非羧基化Gla28蛋白很高，提示血管维生素K的缺乏。

结论：与正常人相比，血液透析患者由于维生素K的摄入不足，整体维生素K处于缺乏状态。关于在血液透析患者中是否给予维生素K的补充以降低血管钙化的风险尚需要随

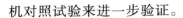

机对照试验来进一步验证。

（编者：孟　瑞　审校：许国双）

参考文献:Cranenburg E C, Schurgers L J, Uiterwijk H H, et al. Vitamin K intake and status are low in hemodialysis patients[J]. Kidney Int, 2012, 82(5): 605–610

血液透析患者可利用的维生素D与矿物质代谢的关系比总维生素D更密切

慢性肾脏病（CKD）相关的矿物质和骨代谢异常是常见的CKD代谢并发症。随着CKD患者向终末期肾脏病（ESRD）的进展，1α羟化酶激活导致25(OH)D水平及$1,25(OH)_2D$的活化下降，其代谢改变导致低钙血症和继发性甲状旁腺功能亢进的发生，这正是CKD相关的矿物质和骨代谢特征。研究表明，25(OH)D水平和矿物质代谢之间存在不一致的结果。为了明确哪种形式的维生素D（可利用的维生素D、与维生素D结合蛋白结合的维生素D或总的维生素D）与矿物质代谢更相关，本文进行了如下研究：选择94例曾测定25(OH)D和$1,25(OH)_2D$的血液透析患者，维生素D结合蛋白的水平从储存的血浆样品中检测；可利用的25(OH)D和$1,25(OH)_2D$水平用以往使用的可靠公式计算，同时进行人口统计学因素和矿物质代谢的测定。与白种人相比，黑种人总体维生素D水平较低，但可利用的25(OH)D并不低。可利用的25(OH)D和$1,25(OH)_2D$与血清钙水平显著相关。而总体维生素D水平与血清钙水平无明显相关。在单变量和多变量的回归分析中，只有可利用的25(OH)D与甲状旁腺素水平显著相关。

结论：在血液透析患者中，与总体维生素D水平相比，可利用的维生素D水平与矿物质代谢有更好的相关性。

（编者：孟　瑞　审校：许国双）

参考文献：Bhan I, Powe C E, Berg A H, et al. Bioavailable vitamin D is more tightly linked to mineral metabolism than total vitamin D in incident hemodialysis patients[J]. Kidney Int, 2012, 82(1): 84–89

血液透析患者骨微结构损坏更严重

慢性肾脏病（CKD）时甲状旁腺激素、维生素D及钙、磷代谢紊乱，从而导致机体软组织、血管的钙化和骨质破坏。既往研究表明，CKD患者骨折的风险明显增加；除传统的危险因素外，罹患外周血管疾病、有肾移植史及PTH异常的CKD患者骨折的风险增加。但既往研究因其存在技术缺陷而备受争议。本文使用高分辨率定量CT（HR-pQCT）观察慢性肾衰竭透析患者的骨质超微结构。研究纳入56名维持性血液透析患者（21名女性，其中14名为绝经后女性）和23名腹膜透析患者（9名女性，其中6名为绝经后女性）的骨质分别与79名在年龄、体重指数、性别和绝经状态方面与透析患者相一致的2组健康男性和女性进行了比较。所有研究对象均采用脊柱和髋关节的双重X线吸收光度法测量单位面积骨密度，并使用HR-pQCT来测量桡骨、胫骨单位容积骨密度和超微结构。与健康对照人群相比，接受血液透析和腹膜透析的患者髋部单位面积骨密度显著减少，其中血液透析患者总的骨密度、皮质和小梁部位骨密度均有显著减少。与腹膜透析患者相比，血液透析患者胫骨骨小梁的骨密度和超微结构有显著减少（图40）。总之，腹膜透析患者与血液透析患者相比，骨骼受影响程度较小。与健康对照人群相比，腹膜透析患者只在远端胫骨皮质厚度一项上与其有显著差异。相反，本研究发现，在承重的胫骨，血液透析患者较腹膜透析患者骨小梁损伤更严重。当然，这项发现还需要更大规模的临床试验来证实。

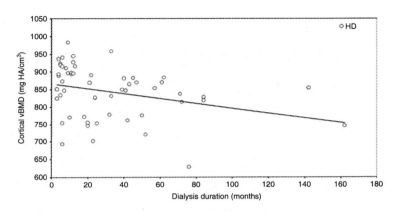

图40　维持性血液透析和骨矿物质密度的线性回归分析

（编者：朱君玲　审校：张　鹏）

参考文献：Pelletier S, Vilayphiou N, Boutroy S, et al. Bone microarchitecture is more severely affected in patients on hemodialysis than in those receiving peritoneal dialysis[J]. Kidney Int, 2012, 82(5): 581–588

IgA型抗β2-糖蛋白Ⅰ抗体是血液透析患者死亡的独立危险因素

　　心血管并发症在慢性肾脏病患者中呈现高发病率，而且是终末期肾病透析患者的主要死亡原因。抗磷脂抗体综合征（APS）被认为是导致终末期肾病患者发生心血管并发症的重要原因，APS中的抗磷脂自身抗体主要包括抗心磷脂抗体（aCL）和抗β2-糖蛋白Ⅰ抗体（aB2GPI），而β2-糖蛋白Ⅰ（B2GPI）通过调节腺苷二磷酸依赖的血小板活化，抑制Ⅻ因子活化、凝血酶原以及凝血酶原复合物的形成来达到抗凝血的目的，因此，aB2GPI的形成，被认为与抗磷脂综合征和中风的发病有关，是参与动脉粥样硬化的起始因素。以往的研究证明IgG和IgM型aB2GPI在动脉粥样硬化和慢性心血管病的发病过程中发挥着重要作用，然而，关于IgA型aB2GPI在该病发病中的作用至今尚未见报道。该研究评估了aCL、aB2GPI以及其他血管危险因素与心血管疾病死亡率和发病率间的相关性，对124例血液透析患者前瞻性随访2年，结果发现其中41例患者IgA型aB2GPI强阳性，其余均在正常值。在第24个月，aB2GPI升高的患者，其总死亡率、心血管死亡率和血栓性事件发生率均显著升高。Cox回归模型的多元分析发现，年龄、低蛋白血症、透析导管的使用，以及IgA型aB2GPI是患者死亡的独立危险因素（图41）。

结论：IgA型aB2GPI对血液透析患者的临床预后不利。

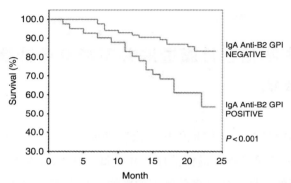

图41　IgA型抗β2–糖蛋白Ⅰ抗体阳性和阴性患者24个月的生存曲线

（编者：郑　永　审校：许国双）

参考文献：Serrano A, Garcia F, Serrano M, et al. IgA antibodies against beta2 glycoprotein I in hemodialysis patients are an independent risk factor for mortality[J]. Kidney Int, 2012, 81(12): 1239–1244

生物相容性腹透液并不能有效减缓GFR降低

腹膜透析能更好地保护残余肾功能。全球大约200 000的ESRD患者接受腹膜透析治疗，并且每年增加6%左右，然而腹膜透析的长期维持受多种因素的影响，其中腹透液本身生物不相容性是一个非常重要的因素。最近文献报道了新的"生物相容性"腹透液，可能优于传统应用的腹透液，但是缺乏随机、对照、大样本病例研究的证据。作者进行了2年的多个中心、多个国家随机对照研究，对新的生物相容性即"pH中性、低肾毒性葡萄糖降解产物（GDPs）"腹透液与传统腹透液比较是否能更好地保留残余肾功能。研究将有残余肾功能的腹膜透析患者185例随机分成两组，分别应用生物相容性腹透液或传统腹透液治疗2年。主要预后终点是肾功能降低的程度。次要预后终点包括开始到无尿的时间、液体容量状态、无腹膜炎生存、患者生存和副作用等。作者没有发现两组之间在肾功能下降方面有差别。第一年：生物相容性腹透液组和传统性腹透液组GFR降低分别为0.22ml/（min · 1.73m^2）/月（P=0.17）和0.28ml/（min · 1.73m^2）/月（P=0.17）；第二年：两组GFR降低分别为0.09ml/（min · 1.73m^2）/月（P=0.9）和0.10ml/（min · 1.73m^2）/月（P=0.9）。但是生物相容性腹透液组到达无尿的时间更长（P=0.009），首次发生腹膜炎的时间更晚

（P=0.01）。生物相容性腹透液组发展为腹膜炎的人数比例更低（30%比49%），腹膜炎发生率更低（0.30/年比0.49/年，P=0.01）。总之，尽管本研究没有得到生物相容性腹透液能够减缓GFR降低的结论，但是它与传统腹透液相比，可以延长无尿发生时间和减少腹膜炎的发生。

（编者：娄未娟　审校：刘宏宝）

参考文献：Johnson D W, Brown F G, Clarke M, et al. Effects of biocompatible versus standard fluid on peritoneal dialysis outcomes[J]. J Am Soc Nephrol, 2012, 23(6): 1097–1107

腹膜透析患者腹膜炎增加死亡风险

腹膜炎是腹膜透析的一个主要并发症，但是腹膜透析患者腹膜炎与死亡率之间的关联性目前尚未被阐明。在这个病例交叉研究中，研究者收集了2004年5月至2009年12月在澳大利亚和新西兰行腹膜透析的1316例患者，他们均死于腹膜透析期间或者转为血液透析后的30天内。每一例患者本身作为对照。患者平均年龄是70岁，平均腹膜透析时间是3年。总共发生了1446次腹膜炎，约27%的患者发生2次以上的腹膜炎。与一年中其他时间相比较，死亡前120天之内腹膜炎的发生显著增加，尽管这种关联性在死亡前30日更明显。与死亡前6个月的30天窗口期相比，在死亡前30天患者腹膜炎发生率增加6倍（OR=6.2；95% CI是4.4～8.7）（图42）。可见腹膜透析患者的腹膜炎发生与死亡率密切相关。综上所述，在腹膜炎发生后的120天内，尤其是在最后的30天内，腹膜炎相关的死亡率明显增加。

（编者：娄未娟　审校：刘宏宝）

参考文献：Boudville N, Kemp A, Clayton P, et al. Recent peritonitis associates with mortality among patients treated with peritoneal dialysis[J]. J Am Soc Nephrol, 2012, 23(8): 1398–1405

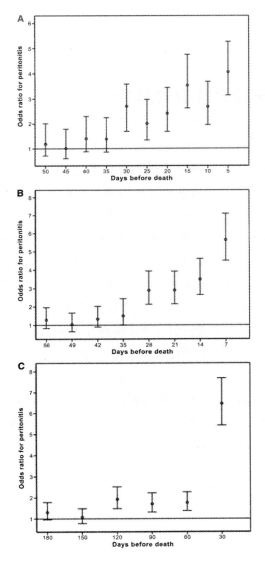

图42 在患者死亡之前不同时间段内腹膜炎的发生率。A：死亡之前每5天时间段内的腹膜炎发生率。B：死亡之前每个周内不同的腹膜炎发生率。C：死亡之前每个月不同的腹膜炎发生率

全球腹膜透析的趋势

尽管人们认为腹膜透析的应用正在减少，但是目前的资料尚不能证实这一说法。作者评估了1997年至2008年130个国家腹膜透析应用的纵向发展趋势。资料来源是肾脏病的注册，其次来自于肾脏病学会、健康中心、研究院和国内专家等。在2008年，全世界大约有196 000腹膜透析患者，约占总透析人数的11%。腹膜透析患者中，发展中国家占59%，发达国家占41%。近12年以来，腹膜透析患者人数在发展中国家增加了24.9/100万人，在发达国家中增加了21.8/100万人。在发展中国家中进行腹膜透析的患者比例没有改变，在发达国家中却显著下降了5.3%。自动化腹膜透析（APD）的应用，在发展中国家增加了14.5%，而在发达国家增加了30.3%（图43）。总之，1997—2008年采用腹膜透析治疗的人数是上升的，其中在发展中国家增加了2.5倍。在发达国家中，应用腹膜透析的患者比例是不断下降的。

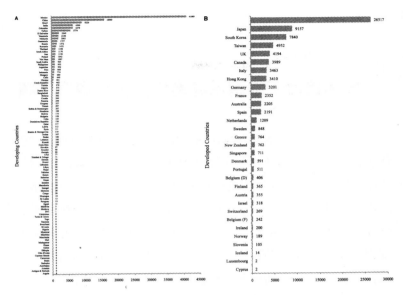

图43　目前在发展中国家和发达国家腹膜透析人数，呈现逐年上升的趋势

（编者：娄未娟　审校：刘宏宝）

参考文献:Jain A K, Blake P, Cordy P, et al. Global trends in rates of peritoneal dialysis[J]. J Am Soc Nephrol, 2012, 23(3): 533-544

自体造血干细胞诱导治疗活体亲属肾移植

肾移植术后需要免疫抑制剂治疗，免疫抑制剂包括IL–2受体抗体、激素、吗替麦考酚酯（MMF）及钙调磷酸酶抑制剂（CNI）等。尽管给予上述药物治疗，但是移植术后急性排斥反应、机会性感染的发生率仍高，需探索新型的治疗手段。骨髓造血干细胞（MSCs）可抑制T细胞增殖和单核细胞向树突细胞分化，调节B细胞的功能，抑制天然杀伤细胞的活性。因此，MSCs是一种新的抑制移植排斥的治疗手段。

该研究收集了2008年2月至2009年5月的159例ABO相容、交叉配血阴性活体亲属肾移植患者，其中慢性肾小球肾炎患者占80%。受试者年龄18～61岁，随机分为3组。所有的患者给予激素和MMF治疗。实验组a给予标准剂量的CNI（他罗利姆0.12 mg/kg或环孢素6.5mg/kg）和静注MSCs；实验组b给予低剂量的CNI（他罗利姆或环孢素剂量的80%）和静注MSCs；对照组给予IL–2受体抗体和标准剂量的CNI。随访时间至少1年。并对发生急性排斥反应的患者，24小时内行肾活检。观察主要终点为肾移植1年后急性排斥反应的比率和移植肾的eGFR；次要终点包括肾移植1年后患者移植肾的存活率和不良反应。

研究过程中实验组b失访1人，对照组失访2人。患者和移植肾存活为13～30个月，各组间无差别；肾移植术后6个月急性排斥反应的发生率分别是，实验组a：4/53 (7.5%，95% CI是0.4%～14.7%；*P*=0.04)，实验组b：4/52(7.7%，95%CI是

0.5% ~ 14.9%；P=0.046)和对照组：11/51 (21.6%；95%CI是10.5% ~ 32.6%)。实验组a和实验组b均无糖皮质激素抵抗的急性排斥反应，而对照组有4例(7.8%，95%CI是0.6% ~ 15.1%；P=0.02)。肾移植术后第1个月，给予MSCs组eGFR恢复较对照组快。随访1年后MSCs组与对照组相比机会性感染的发生率降低(HR = 0.42，95%CI是0.20 ~ 0.85，P=0.02)。

因此，与IL-2受体抗体相比，自体的MSCs移植能够降低移植肾急性排斥反应的发生率，减少机会性感染的风险，移植肾1年后有较高的eGFR。

（编者：马　峰　审校：黄　晨）

参考文献：Tan J, Wu W, Xu X, et al. Induction therapy with autologous mesenchymal stem cells in living-related kidney transplants: a randomized controlled trial[J]. JAMA, 2012, 307(11): 1169-1177

供体特异性抗体对肾移植结果有负面影响

Patel和Terasaki发表于1969年的研究表明：通过补体依赖性细胞毒（CDC）交叉配型检测的供体特异性抗体（DSAs）对短期移植物存活有不利影响，但他们也指出，DSAs检测技术的敏感度有限。随着检测技术不断进步，已经出现多种越来越敏感的抗-HLA DSAs检测技术，包括流式细胞交叉配型和固相检测。在检测DSAs时，固相试验（SPA）法比CDC法和流式细胞交叉配型方法敏感。尽管在一些文献中已有报道，但是采用更为敏感的SPA方法检测DSAs的临床意义尚不清楚。而且，这些实验的临床应用价值，特别是在判断预后或调整免疫抑制剂治疗的作用也不十分清楚。

本文作者经系统性回顾和meta分析后发现，部分移植排异患者经SPA法检测DSAs呈阳性结果，而CDC和流式细胞交叉配型试验却是阴性结果。研究共纳入1119名患者，其中145位DSAs仅SPA法检测呈阳性，然而流式细胞交叉配型试验结果是阴性，它预示着抗体介导的排异反应风险增加一倍（RR=1.98；95%CI是1.36～2.89；$P<0.001$），同时移植失败的风险也增加了76%（RR=1.76；95%CI是1.13～2.74；$P<0.01$）。

本研究提示，即使流式细胞术试验结果阴性，肾移植供体的选择应当考虑通过SPA法确定受捐者体内是否存在特异性

DSAs抗体。

（编者：朱君玲　审校：张　鹏）

参考文献：Mohan S, Palanisamy A, Tsapepas D, et al. Donor-specific antibodies adversely affect kidney allograft outcomes[J]. J Am Soc Nephrol, 2012, 23(12): 2061-2071

肾脏同种异体移植中抗体介导的血管排斥反应

肾脏移植对于终末期肾病患者是一个有效的治疗方式，肾脏移植不但可以提高患者的生存率、改善生活方式，而且相对于透析治疗，费用更低。但是，从遗传学角度分析，供体与受体之间在肾脏移植过程中的免疫应答是影响移植成功的最主要原因。同种异体免疫应答排斥反应导致移植失败，增加移植术后发病率、死亡率以及更加昂贵的治疗费用。

针对这一医学难题，英国内克尔岛医院和法国圣路易医院Carmen Lefaucheur等人进行了一项群体性研究，目的在于确定不同肾脏移植排斥反应表型的特异性，鉴定哪一个表型与抗–HLA抗体相关，观察其不同的预后。试验共选取了1998年1月1日至2008年12月31日期间符合ABO相容性的肾脏移植患者2079名，通过肾脏活检样本评估患者是否发生急性排斥反应。肾脏急性排斥反应定义为移植肾脏功能减退和肾组织病理学损伤，最主要的后果是移植肾脏功能丧失，重回透析。移植肾脏活检组织中C4d和针对供体特异性的抗HLA抗体作为急性排斥反应的移植组织学标记物。结果显示2079名肾脏移植患者中通过病理活检确定302名（15%）发生急性肾脏排斥反应，同时根据免疫和组织病理学鉴定出4个不同类型的肾脏移植排斥类型：T细胞介导的血管排斥反应26例（9%）；抗体介导的血管排斥反应64例（21%）；T细胞介导的无血管炎排斥反应139例（46%）；抗体介导的无血管炎排斥反应73例（24%）。

研究结果表明：既往认为未知的抗体介导的血管排斥的显性特征是动脉内膜炎，而目前认为受体血液循环中针对供体的特异抗–HLA抗体与肾脏移植排斥相关。本研究结果表明针对供体特异性抗HLA抗体所造成的血管损伤排斥反应对移植抗体反应的治疗策略对于改善受体血液循环非常有益。

（编者：冯世栋　审校：许国双）

参考文献：Lefaucheur C, Loupy A, Vernerey D, et al. Antibody–mediated vascular rejection of kidney allografts: a population–based study[J]. Lancet, 2013, 381(9863): 313–319

肾小管上皮细胞多配体聚糖-1维持鼠缺血再灌注和人移植肾的肾功能

肾移植是慢性肾衰竭的治疗方法之一。虽然治疗急性肾移植排斥反应已取得一定进展，但是移植患者往往在数月或数年之后出现移植肾的功能降低。多种因素均可影响移植肾的功能和生存期，如术中的缺血再灌注损伤导致的小管上皮细胞严重受损。

多配体蛋白聚糖-1（Syndecan-1）是一种跨膜蛋白聚糖类细胞黏附分子，通过其共价连接的硫酸肝素侧链结合一系列的细胞外配体，介导细胞与细胞外基质及细胞间的相互黏附，维持正常上皮形态结构的完整性和稳定性，并通过调控细胞增殖，影响细胞迁移，参与疾病的发生发展，也可通过结合多种生长因子和细胞因子在肾移植后的损伤修复过程中发挥重要作用。

该研究检测了Syndecan-1在正常肾组织标本、移植肾活检标本和非移植肾间质纤维化肾组织标本中的表达。结果发现：与其余两组相比，Syndecan-1在移植肾活检标本中表达升高，升高程度与蛋白尿、血肌酐、间质炎症、小管萎缩以及移植肾的长期生存密切相关。敲除肾小管上皮细胞中的Syndecan-1可以减少细胞增殖。此外，Syndecan-1还可以维持上皮细胞形态结构的完整性。Syndecan-1敲除鼠在双侧缺血再灌注损伤后引起肾脏衰竭和小管损伤，损伤1天后巨噬细胞和肌成纤维细胞浸润增多、小管损伤加重、血尿素氮升高、小管增殖减少。可见，Syndecan-1可以有效预防缺血再灌注损伤，提高肾移植患者的肾脏功能。

（编者：梁　维　审校：王汉民）

参考文献：Celie J W, Katta K K, Adepu S, et al. Tubular epithelial syndecan-1 maintains renal function in murine ischemia/reperfusion and human transplantation[J]. Kidney Int, 2012, 81(7): 651-661

细胞衰老限制再生能力和移植物存活

尽管肾移植后的短期肾脏存活近年来已大幅度提高，但长期存活目前仍不令人满意和不可预测。肾间质纤维化和肾小管萎缩是导致移植物后期失败的主要原因。供肾者的年龄越大，移植后肾长期存活就越差，究其原因，这种移植肾与青年供肾者的移植肾相比，其肾间质纤维化和肾小管萎缩的比例明显增加，从而使移植肾通过依赖肾小管上皮细胞进行损伤后修复，以及维持正常肾单位数量的能力明显下降，这些现象说明肾小管上皮细胞的衰老在移植肾失败中发挥着重要作用。细胞衰老的过程分端粒依赖性和端粒非依赖性，p16INK4a被认为是通过端粒非依赖性途径导致细胞衰老的重要标记，实验性动物肾移植模型结果显示，移植后肾脏p16INK4a表达持续增加，随后发生端粒缩短，而且老年供肾经肾移植后发生肾小管上皮细胞快速坏死及p16INK4a高表达。然而细胞衰老标记物，如p16INK4a的表达增加是否与移植肾间质纤维化和肾小管萎缩之间存在因果关系尚不清楚。本研究使用INK4a基因位点缺失小鼠肾脏作为供肾，与野生型小鼠供肾进行比较，经肾移植后发现，p16INK4a缺失可导致细胞衰老逃逸现象，从而显著降低肾间质纤维化及小管萎缩程度，并起到改善肾功能、保护肾单位和提高移植肾成活率的作用。与野生型对照组相比，INK4a$^{-/-}$小鼠肾脏在缺血再灌注损伤后，间质纤维化和小管萎缩程度明显减轻（图44）。另外，移植后生命支持的21天，接受来源于INK4a/ARF$^{-/-}$供体肾移植小鼠的肾成活率明显提高，小管间质病变减轻。这可能与肾小管上皮细胞增殖率较高和衰老细胞明显减少有关。

结论：肾脏的细胞衰老在肾间质纤维化进展、肾小管萎缩以及肾移植后损伤修复过程中发挥着重要作用。抑制细胞早衰可能成为肾移植术后维持肾脏长期存活的治疗策略之一，但须权衡抗癌防御系统失衡的风险。

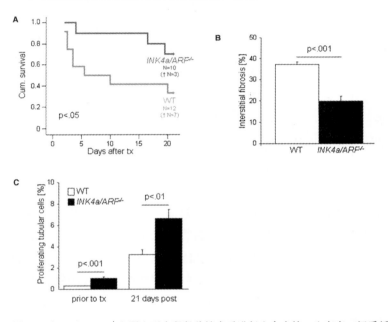

图44　对INK4a/ARF$^{-/-}$和野生型小鼠肾移植术后进行生命支持，生存率、间质纤维化及小管增殖程度的比较

（编者：郑　永　审校：许国双）

参考文献：Braun H, Schmidt B M, Raiss M, et al. Cellular senescence limits regenerative capacity and allograft survival[J]. J Am Soc Nephrol, 2012, 23(9): 1467–1473

体内胚胎细胞悬液可形成功能成熟的肾组织体

肾移植是治疗终末期肾衰竭的主要手段之一，然而由于器官短缺的问题限制了其发展，为此，人们试图利用组织工程方法来解决器官短缺问题。关于组织工程肾脏的制备方法，有三项主要的技术：①分离能形成肾组织的干细胞；②体外培养和组织工程方法使这些细胞能发展成类似肾组织或未成熟的肾脏；③将这些培养物或细胞悬液移植到宿主使其发展成有功能的肾组织。以往的研究已证明，从胎肾分离的单细胞悬液在体外可形成类似于未成熟肾脏的组织，但肾小球在这种无血管的环境中没有形成。该研究采用E11.5肾脏的单细胞悬液构建了肾组织体，然后将其植入活鼠肾被膜下（图45）。此方法促进了肾组织的进一步成熟，以及血管化肾小球的形成，且毛细血管壁分化完全，另外还含有裂孔隔膜和分泌促红细胞生成素的细胞。植入组织表现出某些重要的生理功能，如肾小管对大分子的重吸收，并具有肾小球滤过功能的管腔。单细胞悬液有形成血管化肾单位的能力，标志着组织工程肾脏在功能替代的长远目标中迈出了重要一步。

（编者：郑　永　审校：许国双）

参考文献: Xinaris C, Benedetti V, Rizzo P, et al. In vivo maturation of functional renal organoids formed from embryonic cell suspensions[J]. J Am Soc Nephrol, 2012, 23(11): 1857–1868

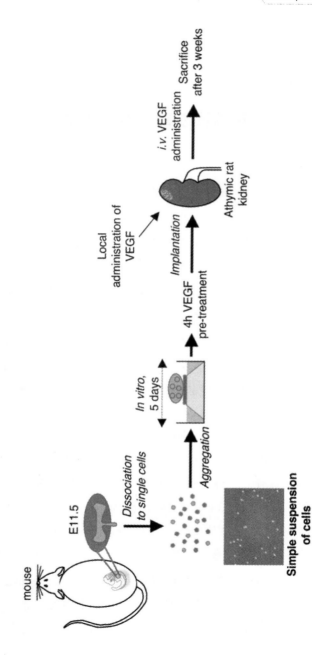

图45 E11.5小鼠胎肾自单细胞分离

低剂量阿司匹林预防静脉血栓栓塞复发

既往患有静脉血栓栓塞的患者在停止使用抗凝剂后仍有较高的血栓复发风险。阿司匹林可有效地预防静脉血栓栓塞的复发。本研究将822名因无明显诱因出现静脉血栓栓塞症并已行初始抗凝治疗的患者随机分成两组：一组服用阿司匹林，另一组服用安慰剂，剂量均为每日100mg；接受治疗时间均为4年。主要观察终点是静脉血栓栓塞复发，次要终点事件包括：重要血管事件（静脉血栓栓塞、心肌梗死、卒中、出血或心血管死亡率）和临床净获益的评估（静脉血栓、心肌梗死、卒中、大出血或任何原因引起死亡的减少率）。结果表明：在37.2个月的平均随访期内，安慰剂组的411名患者中有73名患者静脉血栓栓塞复发，阿司匹林组的411名中有57名患者复发（6.5%：4.8%/年，阿司匹林组的危险度比0.74，95%CI是0.52～1.05，P=0.09）。阿司匹林组降低了两组次要终点事件的发生率：一是静脉血栓栓塞率、心肌梗死、卒中或心血管死亡率减少了34%（安慰剂组为8.0%，阿司匹林组5.2%，阿司匹林危险度比0.66，95%CI是0.48～0.92，P=0.01），二是静脉血栓栓塞、心肌梗死、中风、大出血、或因任何原因死亡的风险降低了33%（危险度比为0.67，95%CI是0.49～0.91，P=0.01）。两组在有大出血或临床相关的非大出血事件（安慰剂组为0.6%，阿司匹林组1.1%/年，P=0.22）

或严重不良事件的发生没有显著差异。

结论：在这项研究中，与安慰剂组相比，阿司匹林并没有显著降低静脉血栓栓塞复发率，但显著减少了主要心脑血管事件的发生率，总之，对临床有益。这些结果表明，有静脉血栓栓塞的患者完成初期抗凝治疗后应开始口服阿司匹林。

（编者：东瑞娟　审校：何丽洁）

参考文献：Brighton T A, Eikelboom J W, Mann K, et al. Low-dose aspirin for preventing recurrent venous thromboembolism[J]. N Engl J Med, 2012, 367(21): 1979-1987

艾比肝素与华法林治疗急性症状性肺栓塞疗效相当

发达国家中每年每1000人中大约有1人被诊断为急性症状性肺栓塞。有效、安全、简单的初始和持续抗凝治疗对急性肺栓塞尤为重要。皮下注射肝素或低分子肝素后继续应用维生素K拮抗剂，如华法林治疗肺栓塞的效果并不理想。艾比肝素是一种合成的具有明显抑制Ⅹa因子（由血浆中抗凝血酶调节）活性的戊多糖，它的半衰期约为66d，因此可一周注射一次。欧洲相关研究有力地证明了艾比肝素的有效性，因此本研究旨在验证艾比肝素治疗急性症状性肺栓塞的效果不劣于华法林。

本文采用随机、双盲、双模拟、非劣效性的试验方法，对2006年8月1日至2010年1月31日，来源于37个国家的291家医学中心的、客观记录到急性症状性肺栓塞3202例成人患者进行了研究。剔除妊娠、活动性出血、肾衰竭或恶性高血压患者，死亡、出血风险较高的患者，以及对研究药物产生不良反应的患者。将受试者随机分配到接受5～10d依诺肝素（1.0 mg/kg，2/d），继而分别皮下注射艾比肝素（起始剂量3.0 mg）组或给予口服剂量调整的华法林（目标是国际标准化比值为2.0～3.0）组，治疗持续3个月或6个月。主要疗效评价结果为随机化后第99天时再发性静脉血栓栓塞。主要安全性评价结果为第99天时全部患者中出现临床相关性出血（严重或不严重）。结果显示，依诺肝素–艾比肝素组再发性静脉血栓栓塞的发生率为2%（34/1599），而依诺肝素–华法林组为3%（43/1603），OR为0.79（95%CI是0.50～1.25；P非劣效性=0.0001）。依诺肝素–艾比肝素组临床相关性出血的发生率为5%（72/1599），而依诺肝素–华法林组发生率为7%（106/1603），OR为0.67（95%CI是0.49～0.91；P优效性=0.0098）。治疗6个月的结果在两组之间存在相似的差异（图46）。

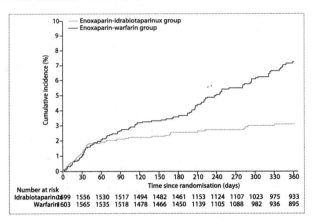

图46　治疗结束时，依诺肝素–艾比肝素和依诺肝素–华法林组肺栓塞和深静脉血栓形成的累积发生率

　　本研究表明：艾比肝素有望替代华法林用于肺栓塞长期治疗，并可能降低出血发生率。

（编者：于　艳　审校：张　鹏）

参考文献：Buller H R, Gallus A S, Pillion G, et al. Enoxaparin followed by once-weekly idrabiotaparinux versus enoxaparin plus warfarin for patients with acute symptomatic pulmonary embolism: a randomised, double-blind, double-dummy, non-inferiority trial[J]. Lancet, 2012, 379(9811): 123-129

磺脲类药物更易出现肾功能进展

　　慢性肾脏病的发病率在全世界范围内逐年增加，部分与肥胖和2型糖尿病的发病率增加相关。在美国，糖尿病占终末期肾脏病病因的45%，也是导致慢性肾脏病的主要原因。在大多数2型糖尿病中，口服降糖药物是主要用药。但是不同口服降糖药物的有效性和安全性不同，尤其在肾功能方面。

　　目前比较不同降糖药物对于肾功能的影响情况的研究很少。因此，本文通过回顾性队列研究，目的在于观察不同口服降糖药物对于肾功能下降是否有不同的影响。该研究应用国际退伍军人管理数据库，回顾性的分析了93 577个糖尿病患者。这些研究人群满足以下条件：口服降糖药物如二甲双胍、磺脲类或罗格列酮，且eGFR在60ml/（min・1.73m^2）以上。主要复合终点是持续的eGFR下降，≥原基础值的25%，或者发展至终末期肾脏病。次要终点是eGFR事件、终末期肾脏病或死亡。敏感性分析包括：eGFR<60ml/（min・1.73m^2）且下降程度≥25%；对于蛋白尿基线水平调整后研究对象为15 065人；不需要持续应用起始的降糖药物治疗方案。结果显示：无论是在主要复合终点还是在次要终点上，与口服二甲双胍的人群相比，口服磺脲类药物者有较高的发生风险（HR=1.20）。二甲双胍和罗格列酮在发生率上无明显差异（图47）。

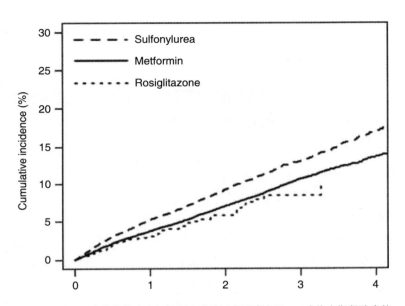

图47 不同口服降糖药物治疗组的肾小球滤过率下降大于25%或终末期肾脏病的累积发生率（sulfonylurea 磺脲类，metformin 二甲双胍，rosiglitazone 罗格列酮）

与二甲双胍类药物相比，口服磺脲类药物患者更容易出现eGFR的下降、终末期肾脏病以及死亡。

（编者：赵丽娟　审校：何丽洁）

参考文献：Hung A M, Roumie C L, Greevy R A, et al. Comparative effectiveness of incident oral antidiabetic drugs on kidney function[J]. Kidney Int, 2012, 81(7): 698-706

西司他丁可减轻顺铂引起的大鼠肾脏毒性而不影响其抗癌效果

　　抗癌剂顺铂具有强烈的肾毒性，有效避免其毒副作用则能增加顺铂的使用剂量提高其抗癌效果。因此，寻找一种有效的方法，以减轻顺铂引起的肾毒性已成为当务之急。体外研究发现，肾脏脱氢肽酶Ⅰ的小分子抑制剂——西司他丁可防止顺铂诱导的近端肾小管上皮细胞凋亡。那么在体内西司他丁能否减轻顺铂引起的肾毒性？如果能，对其抗癌效果是否有影响？西班牙的Lazaro教授等的前期研究发现西司他丁可以抑制细胞凋亡。本研究进一步探讨了西司他丁能否抵抗顺铂诱导的大鼠肾脏毒性。顺铂可以引起大鼠的严重肾损伤，表现为血尿素氮、肌酐水平和钠排泄分数增加，肾小球滤过率降低，促凋亡蛋白的表达如肾皮质Bax/Bcl2比值升高。腹腔注射西司他丁可改善这些指标，保护肾功能，而未影响顺铂的药代动力学。宫颈癌、结肠癌、乳腺癌和膀胱衍生的肿瘤细胞株应用顺铂处理后细胞凋亡增多，而西司他丁不能抑制这种作用。因此，西司他丁具有减轻顺铂诱导的肾毒性，而不影响顺铂的抗癌效果。

（编者：梁　维　审校：王汉民）

参考文献：Humanes B, Lazaro A, Camano S, et al. Cilastatin protects against cisplatin-induced nephrotoxicity without compromising its anticancer efficiency in rats[J]. Kidney Int, 2012, 82(6): 652-663

肾脏microRNAs概述

MicroRNAs（miRNAs）是一组小的、内源性的非编码RNA分子，主要通过转录后抑制靶mRNA翻译来调控靶基因的表达。miRNAs可参与不同的生物学过程，约半数的转录被miRNAs调节。最近研究证实了miRNAs在肾脏发育、生理和病理过程中的重要调节作用，因此了解肾脏中miRNAs的功能，对寻找治疗肾脏疾病新靶点具有重要的意义。

在肾脏中，Dicer转基因动物模型已经被应用于有关肾单位祖细胞、输尿管上皮细胞、足细胞、近端小管细胞的研究中。在肾脏发育过程中，肾单位祖细胞的miRNAs缺失会导致肾单位发育不成熟，最终致肾单位数目显著减少。足细胞Dicer酶的缺乏会导致蛋白尿、足突消失以及肾小球硬化，从而快速进展为肾衰竭。文献报道了microRNA与各种肾脏疾病相关，如糖尿病肾病中TGF-β对microRNAs的表达调节，缺血性急性肾损伤中p53对miR-34a的诱导，以及miR-15a对细胞周期调节子Cdc25A的调控。Natarajan等在糖尿病小鼠模型和肾小球系膜细胞中证实了TGF-β可以上调miR-192、miR-216a和miR-217；此外，也证实了它们的靶基因：在胶原表达和糖尿病肾病中发挥重要作用的SIP1、PTEN和Ybx1（图48）。文献中还证实，miR-335和miR-43a可以通过抑制线粒体抗氧化酶而促进肾细胞的衰老；miR-192调控了WNK1介导的钠钾平衡以及TGF-β介导的纤维化等。

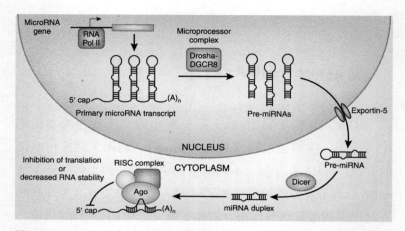

图48 MicroRNAs的产生:最初microRNAs转录是在细胞核中由RNA聚合酶Ⅱ
转录以及通过复合体DGCR8/Drosha加工形成茎环结构的前体。细胞核的
pre-miRNAs被Exportin-5运输至胞浆,核酸内切酶Dicer作用后形成成熟
microRNAs。成熟microRNAs识别它们各自的靶mRNAs,通过抑制翻译、
脱腺苷或增加靶mRNA的降解等作用来实现它们对靶mRNAs的转录后抑制

（编者：娄未娟　审校：刘宏宝）

参考文献: Ho J, Kreidberg J A. The long and short of microRNAs in the kidney[J]. J Am
Soc Nephrol, 2012, 23(3): 400-404

整联蛋白α3突变引起肾脏、肺脏和皮肤病变

整联蛋白属于整合蛋白家族，是细胞外基质受体蛋白。整联蛋白是一种跨膜的异质二聚体，由两个非共价键结合的跨膜亚基，即α和β亚基组成。整联蛋白作为跨膜连接在细胞外基质和细胞内肌动蛋白骨架之间起双向联络作用，将细胞外基质同细胞内的骨架网络连成一个整体，这就是整联蛋白所起的细胞黏附作用。其中整联蛋白α3广泛表达于胎儿和成人组织中，是一种跨膜整联蛋白受体的亚基，介导细胞和微环境的信号传导。人的整联蛋白基因突变，临床表现为大疱性表皮松解症伴幽门梗阻、先天性肌营养不良症、白细胞黏附缺陷、Glanzmann血小板功能障碍。但是整联蛋白α3基因突变的临床表现仍不清楚。

本文报道了3例婴儿整联蛋白α3突变导致的先天性肾病综合征、间质性肺炎和大疱性表皮松解症。3例患者父母均无家族性遗传病史。患者1病例特点：出生时伴有严重的呼吸困难，1天后胸片示肺部纤维化；13天后肾小球滤过率（GFR）<10ml/（min~1.73m^2），尿蛋白/肌酐比值=12.5，14天后行腹膜透析，腹部超声示双肾萎缩、皮髓质回声增强；1个月时行肾活检示局灶节段性肾小球硬化症、弥漫肾间质纤维化、肾小管萎缩；3月后皮肤表现为大水疱、糜烂，愈合较慢，仅残留

红斑，无瘢痕；指甲表现为营养不良；7.5个月因肺部感染死亡。患者2病史特点：分娩2天后出现呼吸困难和发绀；6周肺CT示间质纤维化，肾脏表现为肾病综合征和肾衰竭；2个月因多器官功能衰竭死亡。患者3病史特点：2个月时出现发热和呼吸困难，胸片提示肺炎；肾脏表现为肾病综合征，肾活检示局灶节段性肾小球硬化症；17个月肾衰竭；4个月皮肤表现为环形红斑，之后进展至大水疱；19个月因多器官功能衰竭死亡。

整联蛋白α3纯合子的基因突变引起了基底膜的断裂，导致肾脏、肺脏和皮肤功能障碍。敲除整联蛋白α3大鼠模型的临床表现与人类表现一致。整联蛋白α3突变临床上表现为多器官功能障碍，包括先天性肾病综合征、间质性肺炎和大疱性表皮松解症，其中以肾脏和肺部疾病多见。肺部病变是死亡的重要原因，虽然皮肤改变比较轻，但是为我们提供诊断线索。

（编者：马　峰　审校：黄　晨）

参考文献：Has C, Sparta G, Kiritsi D, et al. Integrin alpha3 mutations with kidney, lung, and skin disease[J]. N Engl J Med, 2012, 366(16): 1508–1514

肾脏单核巨噬系统

巨噬细胞是定位于机体各组织内的吞噬细胞，其通过清除体内凋亡物质和分泌生长因子达到维持体内各组织稳定内环境的作用。在机体受到感染时，巨噬细胞可以通过吞噬毒素，分泌抗炎因子等发挥清除细菌及微生物的作用。树突状细胞则是体内自身免疫系统中特异的抗原提呈和免疫效应细胞，树突状细胞募集组织中的抗原物质运送至淋巴结呈递给T淋巴细胞，产生细胞免疫应答。肾脏单核巨噬系统由巨噬细胞和树突状细胞构成，在肾脏组织处于生理及病理状态时均发挥重要的调控作用。既往多年的研究因缺乏有效和特异的研究方法，导致肾脏巨噬细胞和树突状细胞各自的功能并未完全清楚，而且对两者的免疫功能研究产生混淆和争论。

美国西雅图华盛顿大学Nelson等对以往30余年（特别是近5年）对于肾脏单核巨噬系统中巨噬细胞和树突状细胞的研究进行归纳，发现肾脏组织中多种典型的巨噬细胞和树突状细胞功能已比较清楚。在肾脏处于生理状态时，肾脏单核巨噬系统发挥其自身平衡和自我保护功能，对于自身抗原维持免疫耐受；但是当肾脏受到损伤时，肾脏单核巨噬系统表现出其特有的异质性和可塑性，其可减轻炎症反应、吞噬细菌、减轻肾组织细胞损伤。促进组织修复和功能恢复。其作用类似于其在皮肤、肺和体内其他脏器中的作用。这一关于肾脏单核巨噬细胞系统回顾性综述概括了肾脏巨噬细胞和树突状细胞已知的功能、研究观点和免疫特性，详述了与肾脏单核巨噬细胞系统相关的体内稳态调节平衡、感染、免疫介导的炎症损伤和修复的调控过程，并分析了当前对于肾脏单核巨噬细胞系统研究中的矛盾和差异。

（编者：冯世栋　审校：许国双）

参考文献：Nelson P J, Rees A J, Griffin M D, et al. The renal mononuclear phagocytic system[J]. J Am Soc Nephrol, 2012, 23(2): 194–203

miR-23b抑制IL-17介导的自身免疫性炎症反应

自身免疫性疾病中异常的免疫应答加重机体细胞损伤，例如：类风湿关节炎、多发性硬化症、系统性红斑狼疮等。我们已知的自身免疫性疾病的发病机制研究多来自于动物模型，例如胶原蛋白减少性关节炎、实验性自身免疫性脑脊髓膜炎等。促炎因子（TNF-α、IL-1β、IL-17等）的高表达可加重类风湿关节炎、多发性硬化症、系统系红斑狼疮等自身免疫性疾病的病情，上述促炎因子参与自身免疫性炎症疾病发病机制，使用特异性的阻断剂抑制其功能可以减轻上述自身免疫性疾病的病情。MicroRNA被认为是调节免疫性炎症反应的重要调控因子，部分microRNA（miR-155、miR-146a和miR-326）影响T/B淋巴细胞功能，从而调控免疫炎症反应。但是，micRNA在成纤维细胞样滑膜细胞、肾脏细胞等细胞中参与自身免疫性炎症反应的机制仍不清楚。

中国上海交通大学Shu Zhu等通过研究发现系统性红斑狼疮和类风湿关节炎患者组织中miR-23b低表达，在小鼠系统性红斑狼疮、类风湿关节炎和多发性硬化等模型中同样观察到上述现象。同时实验观察到IL-17在人成纤维细胞样滑膜细胞、小鼠肾脏细胞和星形胶质细胞等多种组织中下调miR-23b表达，而且在自身免疫性疾病中这一抑制作用是普遍和必备的一个环节。换言之，miR-23b同样可以通过调控靶向转化生长因子β，激活蛋白激酶1/MAP37K7结合蛋白2（TAB2）、TAB3和核因子κ-B激酶α（IKK-α）抑制TNF-α、IL-1β和IL-17介导的NF-κB激酶和炎症细胞因子表达从而减轻自身免疫炎症反应（图49）。实验结果显示，IL-17参与自身免疫炎症反应疾病的病理机制可能与下调miR-23b，从而增加促炎因子表达有关，miR-23b可能会成为自身免疫性疾病治疗的一个新靶点。

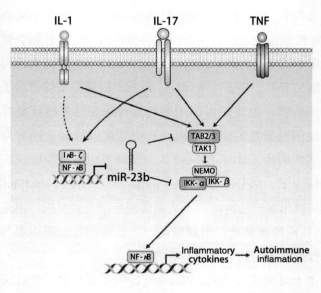

图49　miR-23b与IL-17介导的自身免疫性炎症反应调控过程

虽然既往的研究对于miR-23b在自身免疫性疾病发病中的作用进行了多项研究，但是目前仍未取得明确的研究结果，miR-23b在自身免疫性疾病中的作用仍不清楚。本实验结论表明：miR-23b在多种自身免疫性疾病中发挥重要作用，其通过调控炎症因子信号通路来减轻自身免疫炎症反应，延缓自身免疫性疾病的进展以及减轻对机体损伤程度。对于miR-23b的调节可能将会成为我们预防及治疗类风湿关节炎、系统性红斑狼疮等多种自身免疫性疾病的一个新的干预措施。

（编者：冯世栋　审校：许国双）

参考文献：Zhu S, Pan W, Song X, et al. The microRNA miR-23b suppresses IL-17-associated autoimmune inflammation by targeting TAB2, TAB3 and IKK-alpha[J]. Nat Med, 2012, 18(7): 1077-1086

肾脏重编程：肾脏再生的新途径

　　细胞核重编程为干细胞科学打开了新的局面，为干细胞治疗疾病开辟了新的道路。如果可以将任何来源的成体细胞赋予其他的任何表型，是极具吸引力的。如果此设想可行，那么此方法将如何治疗肾脏疾病呢？目前，包括诱导多能干细胞（iPSC）、直接转分化以及重编程是获得肾脏祖细胞的多种途径，使彻底治愈肾脏疾病成为可能。虽然成体肾脏来源的细胞诱导获得iPS细胞株已经成功实现，但是该领域研究仅仅处于起始阶段。本研究探索了病毒介导的转录因子的重编程及近期该领域的进展，以及如何应用到肾脏疾病的治疗，希望借此寻求一种可行的重编程方法应用于肾脏再生医学研究。

　　重编程不局限于去分化，也不局限于再次获得多能性状态。早期有很多研究报道了可以经两种无关的终末分化的细胞类型相互转化或者转分化。不论是去分化还是转分化，通过某一关键基因获取终末细胞并且维持相关类型是一个亟待解决的问题。鉴于肾脏疾病涉及多种细胞，如果将重编程技术利用到肾脏疾病的治疗中，那么哪种细胞才是我们想要得到的呢？有研究发现1型糖尿病或帕金森病患者，替换或修复单一细胞类型（α胰岛细胞或多巴胺神经元）的功能即可达到治疗效果。然而，需要替换或修复功能不同的多种细胞才能达到肾脏疾病的治疗效果。理想的情况下，先获得肾脏干/祖细胞，然后向其他细胞类型分化可以解决以上问题。获得肾脏干/祖细胞有多种方法可供选择，如直接将多能干细胞分化为肾脏细胞或者将成体细胞去分化或转分化为肾脏细胞（图50）。

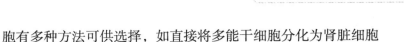

图50　第一条途径：直接诱导人胚胎干细胞（hESCs）或诱导多能干细胞（iPSCs）分化形成肾脏细胞。其中iPSCs临床应用的空间更广阔，它可以从患者肾脏细胞或者成体细胞通过诱导获得，从而避免移植排斥反应。第二条途径：特定的肾脏细胞还可以通过成体细胞直接转分化的方式获得。这种方式同样可以获得任何类型细胞。第三条途径：利用经典的Yamanaka因子（Oct4、Sox2、Klf4和c-myc）将细胞诱导至iPSCs的前体状态，此时的细胞状态处于成体细胞和iPSCs之间，并且该状态可以稳定维持，然后为这些细胞提供特定的、合适的环境，从而转变为肾脏细胞

（编者：吴卫妮　审校：孙世仁）

参考文献：Hendry C E, Little M H. Reprogramming the kidney: a novel approach for regeneration[J]. Kidney Int, 2012, 82(2): 138-146

人体的钠盐实验不能够支持急性胃肠道-肾脏利钠轴的假设

肾小管滤过的钠95%经肾小管重吸收。血钠高时细胞外液容量增加，尿排钠也增多。低血钠常可减少尿钠的排出。肾脏排钠主要受肾素-血管紧张素-醛固酮系统调节，其主要作用于远端肾小管，从而对钠重吸收。体液中钠离子浓度高时，肾素-血管紧张素-醛固酮分泌增加，使钠重吸收减少，排钠增多。反之，则排钠减少。机体摄入过多钠时，胃肠道钠感受体活性增强，进而激活或者释放利钠信号，最终促进肾脏排钠。因此，胃肠道-肾脏利钠轴可能具有调节急性摄入钠外排作用，故而研究此轴具有重要的临床和科学的意义。迈阿密大学Richard A. Preston的研究团队选择15个健康的志愿者为实验对象，探索胃肠道-肾脏利钠轴是否存在，检测胃肠道衍生的利钠激素原prouroguanylin和鸟苷蛋白原的表达。结果显示，无论志愿者是高钠还是低钠饮食，无论是等量口服还是静脉注射钠后，两者的排钠没有统计学意义。此外，口服钠盐或者静脉注射钠后，两者的prouroguanylin和鸟苷蛋白原的血清浓度没有增加，并且和排钠没有相关性。

结论：实验结果证实人类不存在急性胃肠道-肾脏利钠轴，而且不存在此轴对 prouroguanylin和鸟苷蛋白原的作用。

（编者：吴卫妮　审校：孙世仁）

参考文献：Preston R A, Afshartous D, Forte L R, et al. Sodium challenge does not support an acute gastrointestinal−renal natriuretic signaling axis in humans[J]. Kidney Int, 2012, 82(12): 1313−1320

肾损伤通过氧合血红素和补体途径促进肾囊肿的形成

多囊肾病（polycystic kidney disease，PKD）是一种常见的遗传性肾脏病，主要表现为双侧肾脏出现多个大小不一的囊肿，囊肿进行性增大，最终破坏肾脏结构和功能，导致终末期肾脏病（ESRD）。研究发现在多种PKD模型中，急性肾损伤可促使肾囊肿的形成，但是PKD基因缺失引起的轻度慢性肾损伤是否也可以促使肾囊肿形成尚不清楚。全基因组转录分析发现：PKD基因缺陷也可引起囊肿生成，与AKI诱发的囊肿形成相似。

血红素氧化酶（HO）可以有效减少肾损伤引起的氧化应激和相关信号通路的活化，发挥肾脏保护作用。该研究利用常染色体隐性的多囊肾小鼠模型，即Cys1（cpk/cpk）的小鼠模型探讨了该模型急性肾损伤的严重程度。并通过诱导和（或）抑制HO活性，来研究急性肾损伤样损害对肾囊肿形成的影响。研究发现：HO活性增加减少了肾损伤和囊肿的形成，抑制其活性可促使囊肿的形成。HO活化调控转录因子NF-κB通路，该通路与囊肿形成及急性肾损伤密切相关。补体C3基因敲除可延缓Cys1（cpk/cpk）小鼠囊肿生成，同时受HO表达调控。在损伤刺激囊肿形成的过程中，补体C3缺失和HO激活都可减少囊肿形成，因此这两个因素可能成为防治囊肿形成和囊肿增大的治疗靶点。

（编者：姜亚丽　审校：杜　锐）

参考文献：Zhou J, Ouyang X, Schoeb T R, et al. Kidney injury accelerates cystogenesis via pathways modulated by heme oxygenase and complement[J]. J Am Soc Nephrol, 2012, 23(7): 1161−1171

周细胞来源的TIMP3和ADAMTS1调节肾损伤后的血管稳定性

周细胞是来源于毛细血管的间充质细胞，在毛细血管形成过程中，周细胞镶嵌于血管基底膜内，与基底膜中细胞外基质成分的形成以及保持内皮细胞与基底膜的连接直接相关。通过对胚胎发育和肿瘤血管生成过程的研究发现，周细胞在微血管形成及稳定过程中发挥着重要作用。肾脏的周细胞来源于肾小管周围毛细血管，其在肾脏损伤修复中扮演着重要角色。在肾脏损伤的瘢痕修复过程中，间质肌成纤维细胞是参与修复的主要细胞，周细胞则被认为是间质肌成纤维细胞的祖细胞。周细胞作为肾脏微血管细胞，其功能特点以及如何从肾小管周毛细血管脱离并迁移到组织间隙的过程，还知之较少。本研究采用一种无偏倚方法，在体内确定了肾脏损伤过程中与周细胞脱落和分化有关的基因，特别是调控蛋白水解酶活性和血管生成的基因，肾脏损伤能快速激活周细胞内携有凝血酶敏感蛋白基序-1（ADAMTS1）的解聚素和非金属蛋白酶的表达，并下调其抑制剂-组织金属蛋白酶抑制剂3（TIMP3）的表达。与脑周细胞类似的是，肾脏周细胞在三维凝胶中易与毛细血管网结合起到稳定毛细血管网的作用，并抑制了血管内皮细胞非金属蛋白酶的活性和血管生成信号。与周细胞相比，尽管肌成纤维细胞也是从肾周细胞分化而来，但它并未表现出血管稳定的功能。周细胞表达的TIMP3和ADAMTS1分别对毛细管网起到稳定和去稳定作用。此外，TIMP3缺陷的小鼠肾脏因周细胞过度活化表现出自发微血管表型，并对损伤刺激造成的微血管透明化更敏感，导致过度的纤维化反应。总之，这些数据支持了肾周细胞对微血管的稳定作用，其核心是胞外蛋白水解酶活性对毛细血管稳态的调节，验证了ADAMTS1是肾周细胞活化的一个标志物。

（编者：郑　永　审校：许国双）

参考文献：Schrimpf C, Xin C, Campanholle G, et al. Pericyte TIMP3 and ADAMTS1 modulate vascular stability after kidney injury[J]. J Am Soc Nephrol, 2012, 23(5): 868–883